NOTES RÉSUMÉES

DU

Cours d'Anatomie

DES

ANIMAUX DOMESTIQUES

professé à l'Institut agricole de l'Etat à GEMBLOUX

PAR

HECTOR RAQUET

PROFESSEUR AGRÉGÉ DE ZOOTECHNIE

INGÉNIEUR AGRICOLE

MÉDECIN VÉTÉRINAIRE DE L'ÉCOLE D'ALFORT

Année scolaire 1896-1897

BRUXELLES

Imprimerie DEVERVER-DEWEUWE, rue du Midi, 44.

1896

Institut agricole de l'Etat.

Cours d'Anatomie des Animaux domestiques.

Première année.

On rencontre dans la nature deux sortes de corps : des *corps bruts*, pierres ou minéraux, et des *êtres vivants*, tels qu'une plante ou un animal. Si l'on compare les principaux caractères de ces deux ordres de corps, on ne tarde pas à se convaincre que les différences signalées entre eux ont été singulièrement exagérées. Examinons-les au point de vue de leur origine, de leur constitution, de leur mode d'existence, de leur résistance à l'action des milieux et enfin de leur mode de destruction.

Un minéral trouve son origine dans l'action des agents physiques et la mise en jeu des affinités chimiques, tandis que les êtres vivants, animaux ou plantes, dérivent toujours d'êtres préexistants, comme eux doués de la vie.

Sous le rapport de la *morphologie* il existe de profondes différences entre les corps bruts et les corps vivants. C'est ainsi qu'on ne peut assigner de limites *au volume* d'un corps inorganique, tandis que les dimensions d'un être vivant varient peu et ne peuvent pas dépasser un certain maximum.

Concernant la *structure intime* des corps, les êtres vivants se distinguent des minéraux en ce que les substances qui les composent sont arrangées d'une façon spéciale qui s'appelle l'*organisation*. Tout être vivant est donc un *organisme*.

Les animaux et les plantes tirant leur substance du monde minéral, on y trouve la plupart des éléments qui composent les corps inorganiques. Sous l'influence des phénomènes vitaux, ces éléments se combinent pour former des composés remarquables par leur instabilité : ce sont les *corps organiques*. La chimie moderne est parvenue à former artificiellement un certain nombre de ces corps ; mais ce qu'elle est impuissante à produire, c'est la matière vivante, lors même qu'elle se présente sous son état le plus élémentaire, celui que nous décrirons plus loin sous le nom de *protoplasma*.

Les corps bruts, une fois constitués, demeurent dans un état de véritable inertie ; tout au contraire, les corps vivants sont dans un état d'incessante activité ; ils présentent un ensemble de phénomènes auxquels on a donné le nom de *nutrition* et que nous apprendrons à connaître par la suite.

Les êtres vivants possèdent encore des caractères *dynamiques* que nous ne ferons qu'indiquer et qui se rattachent intimement à leur *évolution*. Suivant le milieu dans lequel on les observe, les êtres vivants présentent une manière d'être particulière, ils réagissent différemment sous l'action des agents extérieurs et finissent par *s'adapter* au milieu dans lequel ils vivent en raison de leur *variabilité*.

Sous le rapport de la *durée*, il existe entre les corps bruts et les corps vivants une profonde différence. Tandis que les corps inorganiques ne cessent d'exister que lorsqu'une force étrangère vient les détruire, les corps vivants, au contraire, ont une existence limitée, et l'on a dit avec raison que *la mort est le corollaire obligé de la vie* ; tout être vivant subit une évolution déterminée dont l'aboutissant est fatal. Il naît, s'accroît, devient adulte, vieillit et meurt.

Les êtres vivants sont donc caractérisés par un ensemble de propriétés qui se rapportent, en dernière analyse, aux phénomènes de nutrition et de reproduction; de sorte que l'on peut, avec M. Milne Edwards, le savant professeur du Muséum de Paris, définir les êtres vivants "*des êtres qui se nourrissent et qui se reproduisent*."

La science qui s'occupe de l'étude des êtres vivants s'appelle *Biologie*. Elle comprend deux grandes branches principales: l'*Anatomie*, qui a pour objet l'étude des organes et des tissus de ces êtres, et la *Physiologie*, qui a pour objet l'étude des fonctions de ces organes et des propriétés de ces tissus.

Les naturalistes ont rangé les êtres vivants en deux grands groupes: le *règne végétal* et le *règne animal*; les plantes et les animaux. Mais il n'existe pas, entre les premières et les seconds de ligne de démarcation bien nette, ce qui amène souvent les botanistes à réclamer comme leur appartenant des êtres que les zoologistes considèrent comme faisant partie de leur domaine.

L'étude du règne animal fait partie du cours de *Zoologie*, mais en raison de l'intérêt prépondérant que présente pour l'agriculteur la connaissance des animaux qu'il exploite, tout ce qui se rapporte à l'organisation et aux fonctions de ceux-ci, doit être traité avec plus de détails. C'est là l'objet du *Cours de Zootechnie* qui comprend dans le programme de l'Institut: l'*Anatomie*, l'*Extérieur*, la *Physiologie*, l'*Hygiène*, la *Pathologie des maladies contagieuses*, la *Police sanitaire*, la *Bromatologie*, et la *Zootechnie* proprement dite.

Nous commencerons par l'étude de l'*Anatomie*, cette science servant de base à celles dont nous devons poursuivre l'étude ultérieurement.

Dans l'état actuel des connaissances médicales, on divise l'anatomie en *générale, descriptive* et *comparée*.

L'anatomie générale embrasse la considération des divers tissus normaux ou morbides, examine les éléments constitutifs de tous les organes, recherche les parties similaires, en étudie les caractères généraux anatomiques, physico-chimiques et physiologiques. Elle se divise en *anatomie normale* et *anatomie pathologique*.

L'anatomie descriptive étudie la situation, la forme, les rapports des organes et l'arrangement relatif des divers tissus qui les composent, abstraction faite de leur structure intime et de leurs propriétés.

La définition de l'*anatomie comparée* varie avec les auteurs.

Pour les anatomistes français Chauveau et Arloing lorsque l'anatomie descriptive embrasse l'étude de l'organisation dans tout le règne animal et recherche les différences qui caractérisent le même organe ou la même série d'organes dans chaque classe, famille, genre ou espèce, on la nomme *anatomie comparée*. Restreinte à nos animaux domestiques, cette étude constitue l'*anatomie vétérinaire*.

Pour Mr. Van Beneden, le célèbre professeur de Zoologie de l'université de Liége, « l'anatomie comparée a pour objet d'arriver, par l'étude comparative des organes homologues, à tracer l'histoire génétique ou évolutive de ces organes, depuis leur apparition jusqu'à leur plus grande complication dans les formes les plus élevées qui représentent les terminaisons des divers rameaux du règne animal."

On peut la définir plus succinctement : la science qui consiste dans l'étude de l'évolution morphologique d'un organe ou d'un appareil dans un groupe zoologique naturel. Ainsi l'on fait l'anatomie comparée du système nerveux des vertébrés, etc. (Julien Fraipont.)

Quelques notions d'anatomie générale doivent trouver place ici.

Le *corps* se compose d'*appareils*, l'appareil d'*organes*, l'organe de *tissus* et le tissu d'*éléments anatomiques*. Quand un même tissu se retrouve dans des organes différents, cet ensemble de tissus similaires de l'économie porte le nom de *système anatomique*.

Nous avons dit que l'*anatomie générale* s'occupe de l'étude des tissus. Cette science est de date relativement récente.

En 1800, un botaniste français, de Mirbel, créait l'anatomie générale des plantes et, un peu plus tard, un autre français non moins célèbre, Xavier Bichat, fondait l'anatomie générale de l'homme et des animaux.

C'est Bichat qui introduisit en anatomie la notion du système et cette conception nouvelle eut les plus féconds résultats en médecine. Elle permit au praticien de distinguer dans les affections pulmonaires les maladies de la plèvre de celles du parenchyme et des bronches (pleurésie, pneumonie, bronchite).

Malheureusement, Bichat a trop dédaigné le microscope et méconnu l'importance de l'élément anatomique. Cette tendance du créateur de l'anatomie générale a pesé longtemps sur l'esprit de ses compatriotes et a eu cette conséquence que l'étude des tissus s'est faite en grande partie à l'étranger et principalement en Allemagne.

Aujourd'hui, l'anatomie générale a reconquis la place

qui lui est due dans l'enseignement français et de nombreux savants se sont illustrés dans l'étude de cette science. Robin à la Faculté de médecine, Ranvier au Collége de France ont tour à tour attiré l'attention des hommes de science sur leurs remarquables travaux, et une pléiade de vaillants chercheurs ont suivi, depuis, la voie qui leur était si largement ouverte.

Constitution des tissus. Lorsqu'on soumet un fragment de tissu à une chaleur croissante jusqu'à la calcination on voit d'abord s'en dégager successivement des gaz, de la vapeur d'eau; puis, la plus grande partie finit par brûler laissant quelques cendres comme résidus. On constate donc que ce tissu renferme des *éléments organiques* et des *éléments minéraux* liquides, solides et gazeux. — Si l'on soumet ce même tissu non plus à la calcination, mais à l'examen microscopique, on peut y reconnaître : de la substance amorphe, des granulations et des éléments figurés plus volumineux ou éléments anatomiques proprement dits. Le tableau ci-après montre le résultat de cette double analyse.

Partie organique renferme	Eléments d'origine minérale	Gaz	
		Liquides	
		Solides	en dissolution
			en masse amorphe
			en cristaux
	Eléments d'origine organique	Substance amorphe	
		Granulations	
		Élém. anat. propr. dits	Cellules
			Fibres.

Les substances minérales en dissolution sont surtout des sels de sodium et des sels de potassium en plus petite quantité.

A l'état amorphe on les rencontre sous forme de particules

calcaires, par ex. dans les lésions anciennes de la tuberculose chez le bœuf

En cristaux dans les produits pathologiques ou dans le sang où elles apparaissent après la mort et surtout après le refroidissement.

Les liquides sont représentés par l'eau et les gaz, par l'azote, l'oxygène, l'acide carbonique et l'hydrogène.

La substance amorphe apparaît sous le microscope sans forme déterminée, toujours plus ou moins homogène et transparente. Elle constitue non seulement le ciment qui unit les éléments anatomiques, mais souvent encore le milieu dans lequel ils vivent, la source où ils puisent leurs éléments et versent leurs excrétions.

Les granulations sont des particules extrêmement petites, punctiformes, situées soit dans le protoplasma des éléments anatomiques, soit dans la substance amorphe interstitielle. Elles apparaissent au microscope comme des grains de poussière animés de mouvements giratoires.

Quand elles sont en suspension dans un liquide, ces mouvements sont dits *mouvements browniens*, du nom du botaniste Robert Brown qui les a signalés le premier dans les végétaux. Ces granulations très variables par leur aspect, le sont également par leur nature chimique.

Quant aux dernières parties qu'il nous reste à examiner, les éléments anatomiques, ils constituent les parties les plus importantes des tissus; la substance amorphe & les granulations sont directement préposées à leur service. Ils affectent deux formes principales, ils sont plus ou moins sphériques et désignés sous le nom de *cellules* ou bien ils sont allongés, linéaires et s'appellent *fibres*.

Anatomie et Physiologie cellulaires.

L'élément anatomique par excellence est la *cellule*, élément qui jouit comme un être complet des fonctions caractéristiques des êtres vivants : *nutrition et reproduction*. Comme eux elles ont des *âges* et présentent une *évolution*; depuis leur *naissance* jusqu'à leur *mort*, elles subissent de nombreuses métamorphoses de *forme* et de *composition*; leur existence est *éphemère*.

Constitution. Une cellule est une petite masse de matière vivante (*protoplasma*) avec ou sans noyau, pourvue ou non d'une membrane d'enveloppe. La plus simple et en même temps la plus active est représentée par une masse molle, granuleuse de protoplasma, on l'appelle alors *cytode, cytoblaste, gymnocytode, cytoblaste*.

Ces éléments, qui méritent bien plus le nom de *globules* que celui de *cellules*, peuvent se compliquer. La substance qui les constitue peut se diviser de façon que les parties solides se portent à la périphérie où elles forment une *membrane limitante*, tandis que les parties liquides restent au centre où elles constituent le *contenu*. Celui-ci peut, en outre, présenter une vésicule nommée *noyau*, laquelle renferme elle-même une autre vésicule appelée *nucléole*. Nous avons alors à faire à une *cellule* proprement dite

Les cellules jeunes et en général celles qui prolifèrent activement n'ont pas de membrane d'enveloppe, celle-ci semble, en effet, s'opposer à l'activité des échanges nutritifs. Un grand nombre d'animaux inférieurs (monères) ne sont constitués que par une sphère de protoplasma.

Forme. La cellule peut affecter les formes extérieures les plus variées. Par les progrès de la nutrition, elle grossit, mais son développement peut être entravé par ses voisines qui la pressent de toutes parts. Alors elle se déforme. De sphérique qu'elle était elle devient *discoïde* (en forme de biscuit ; globules sanguins) ; *polyédrique* avec un nombre de faces variables ; *polygonale* ; *fusiforme* ; *étoilée* et suivant le nombre de prolongements on la dira *unipolaire*, *bipolaire* et *multipolaire* (cellules nerveuses) ; *cylindrique* ou *conique* et, dans ce cas, elle est souvent surmontée d'un *plateau* ou disque de substance amorphe quelquefois hérissée de prolongements appelés *cils vibratils* (épithélium des muqueuses des voies aériennes et des voies d'excrétion du sperme) ; *caliciforme* ou *urcéoliforme*, c'est-à-dire déprimée en cupule (muqueuse gastro intestinale et du col de l'utérus).

Composition chimique. Elle est très complexe. Aujourd'hui, par l'emploi des réactifs et des matières colorantes, on est arrivé à déterminer avec assez de précision la composition chimique de la cellule.

L'élément dominant est l'*eau* qui y entre pour les 4/5 environ et joue un rôle considérable dans les phénomènes de vitalité du globule.

Après l'eau vient en ligne d'importance l'*albumine* ou un de ses dérivés, puis la *graisse*. "*Cette combinaison intime de l'eau, de l'albumine et de la graisse, paraît être un des phénomènes essentiels de la vitalité de la cellule.*"

A côté de ces trois éléments principaux on en trouve d'autres en moindre quantité, mais non moins essentiels, ce sont toutes les substances minérales qui entrent dans la composition générale du corps : tel est le potassium (à l'état de sel de potasse), le phosphore (ces deux substances se trouvent surtout dans les éléments nerveux) le soufre, incorporé à l'albumine ou représenté par des sels. Il en est de même du sodium, du calcium, du fer, du magnésium et

de quelques autres métaux encore". (Mathias Duval).
Cette extrême richesse des cellules explique leur grande disposition aux métamorphoses.

L'emploi des matières colorantes montrent que les différentes parties constituantes d'une cellule n'ont pas la même structure. Si l'on fait agir, par ex, une solution de carmin on voit le protoplasma se colorer en rose plus foncé et la membrane d'enveloppe si elle existe est à peine teintée.

Aujourd'hui l'histologiste parvient à colorer d'une façon spéciale presque chaque élément, de manière à rendre évidents les moindres détails de structure et de texture. Tous ses efforts tendent à trouver des réactifs nouveaux. Les procédés de coloration forment également une des bases de la bactériologie car plusieurs microbes sont décelés par l'action qu'exercent sur eux certaines matières colorantes (bacille de Koch et liquide d'Erlich).

Élasticité et motricité. Les cellules sont, en général, très élastiques. On en voit qui pour traverser une ouverture trop étroite, s'allongent en cylindre pour redevenir parfaitement rondes, une fois le défilé franchi (globules sanguins).

D'autre part le protoplasma présente une propriété caractéristique, *la motilité*. A l'état vivant on le voit, dans les cellules sans enveloppe, émettre des prolongements (pseudopodes) qu'il peut ensuite rétracter, mais dans l'un desquels peut aussi s'introduire toute sa masse, de sorte que la cellule se déplace. On a donné à ces mouvements le nom de *mouvements amiboïdes* parce qu'on les observe facilement sur les *amibes*, animaux inférieurs constitués par un simple globule de protoplasma.

Si l'on porte de la lymphe sous le microscope et qu'on la maintient à une température voisine de 38° on voit ses cellules présenter des mouvements amiboïdes.- En abaissant la température ou en supprimant la source d'oxygène ces mouvements cessent et la forme sphérique réapparait. Ces mouvements jouent un rôle considérable dans la nutrition des cellules. C'est par un mécanisme semblable que les phagocytes (globules blancs du sang) ingèrent et détruisent les microbes pathogènes versés dans le sang. (phagocytose).

La présence d'une enveloppe cellulaire n'est pas un obstacle aux mouvements du protoplasma. Il se déplace à l'intérieur de la cellule et l'on voit sa masse agitée par des courants, creusée de vacuoles contractiles qui apparaissent et disparaissent de façon plus ou moins régulière. Ces mouvements cessent et le protoplasma est tué par les liquides acides.

Pouvoir électro-moteur.- Certaines cellules (système nerveux) sont douées du pouvoir d'engendrer des courants électriques. On a désigné sous le nom de *neurilité* la propriété que possèdent les éléments du système nerveux de recevoir et de conduire les excitations émanées des centres ou de la périphérie.

Ténacité de composition. Les cellules plongées dans les liquides organiques qui servent de véhicules aux éléments de leur nutrition, exercent sur ces éléments une véritable *sélection*, s'assimilant ceux qui leur conviennent et rejetant les autres. Elles conservent une composition à peu près invariable au milieu d'un liquide qui offre à leur activité les éléments les plus divers.- Le globule sanguin, mis au contact de l'air dans le poumon, prend l'oxygène et laisse l'azote; arrivé en présence des éléments anatomiques des tissus il échange cet oxygène contre de l'acide carbonique; les éléments minéraux qu'il renferme, potasse et acide phosphorique, résistent à la diffusion, en vertu d'une propriété spéciale, et ne se mélangent pas au plasma malgré l'action attractive qu'il exerce sur eux. D'autre part les sels de soude du plasma restent absolument étrangers à la constitution du globule rouge qui les repousse par un véritable phénomène de répulsion.

Vie, évolution et genèse des cellules. Comme tous les êtres vivants la cellule naît, s'accroît et meurt.

On a longtemps discuté sur la question de savoir si les éléments cellulaires peuvent prendre naissance spontanément dans un liquide plus ou moins amorphe, sans procéder d'aucun élément préexistant. Cette théorie de la formation libre des cellules émise en 1807 par de Mirbel, fut reprise et défendue par Schleiden et Schwann en 1838 et vivement combattue par les anatomistes allemands: Remak, Reichert, Kölliker et Müller. Cette théorie est abandonnée aujourd'hui. Ch. Robin a été son dernier défenseur.

Des observations plus exactes et des expériences plus précises ont conduit les auteurs à cette conclusion: *Toute cellule ne peut procéder que d'une cellule préexistante.* C'est là la théorie cellulaire, aujourd'hui universellement admise.

Multiplication des cellules. La reproduction des cellules se fait suivant différents modes.

Par division. Le protoplasma de la cellule s'étrangle en son milieu et cet étranglement s'accentuant de plus en plus, la cellule finit par se diviser en deux moitiés qui représentent chacune une nouvelle cellule. Le noyau participe également à cette division. Si la cellule possède une membrane d'enveloppe celle-ci peut ou non participer au phénomène. Dans le premier cas c'est la reproduction par *fissiparité* ou *scission* (hématies de l'embryon du poulet); dans le second cas c'est la *reproduction endogène* (ovule des vertébrés, cellules cartilagineuses).

Lorsque la cellule se divise en deux parties inégales dont

la plus petite semble comme un bourgeon de la plus grosse, on dit qu'il y a *gemmation*, ou *bourgeonnement*. Le bourgeon renferme toujours un fragment du noyau de la cellule (ovule des invertébrés, cellules de la levure de bière).

La segmentation du noyau est précédée et accompagnée de phénomènes curieux et compliqués connus sous le nom de *Caryokinèse* et dans le détail desquels nous n'entrerons pas ici.

Développement et fonctionnement des cellules. Une fois formée la cellule s'accroit grâce aux échanges nutritifs qu'elle opère avec le milieu où elle est plongée. Son activité s'exerce sur les gaz et sur les liquides. Elle respire, c'est-à-dire absorbe de l'oxygène et élimine de l'acide carbonique. Elle puise les éléments dont elle a besoin dans le liquide qui l'entoure. C'est sous forme de dissolution qu'elle incorpore à sa substance les matières azotées, non azotées et minérales. Ces matières subissent à l'intérieur des cellules des *élaborations* diverses qui ont pour but, soit l'*assimilation*, soit la *fabrication d'un produit spécial* (salive, bile, lait).

Quelques unes sont capables d'emmagasiner les substances nutritives qu'elles reçoivent en excès. Si un animal reçoit une alimentation abondante et riche en substances grasses, une certaine partie de celle-ci est mise en réserve sous forme de graisse et l'animal augmente de poids et de volume.

Mort des cellules. La vie des cellules est essentiellement éphémère. Au bout d'un certain temps leurs fonctions se troublent, les phénomènes nutritifs dont elles sont le siège subissent une déviation et elles meurent.

La mort survient suivant plusieurs procédés : *hydropisie*, étisie ou *dégénérescence*.

Les cellules des glandes salivaires et de la mamelle meurent par hydropisie ; celles de l'épiderme par étisie, en se desséchant et se détachant de la surface de la peau, enfin d'autres subissent une véritable dégénérescence. (tumeurs). Les cellules mortes sont entraînées au dehors par les voies naturelles d'excrétion.

Les cellules peuvent aussi se spécialiser et se métamorphoser en fibres nerveuses, musculaires, connectives, élastiques, etc.

Fibre. La fibre est un élément anatomique qui souvent sinon toujours dérive d'une cellule. Son épaisseur est très variable; tantôt inappréciable, tantôt indiqué par deux bords distincts et parallèles.

La fibre est *homogène* ou *hétérogène*. La *fibre élastique* est *homogène*; aussi, sur une coupe, on ne voit aucun caractère distinctif entre la surface et la profondeur. La *fibre nerveuse* et la *fibre musculaire* sont *hétérogènes*. Dans la fibre musculaire striée on trouve une membrane d'enveloppe (sarcolemme), des noyaux, et un faisceau de fibres contractibles divisibles en disques superposés et réunies les unes aux autres par une matière protoplasmique. La fibre nerveuse est constituée par une enveloppe extérieure limitant un tube dont l'axe est occupé par une partie solide le *cylinder axis* ou *cylindre axe*; l'espace restant est occupé par une substance grasse spéciale, la *myeline* et par une couche de protoplasma parsemée de noyaux et divisée en segments par des étranglements situés de distance en distance.

Les fibres peuvent être simples (f. connectives) ou ramifiées (f. élastiques). Elles jouissent de propriétés diverses que nous étudierons par la suite.

Des Tissus.

On désigne sous le nom tissus tout groupement régulier d'éléments anatomiques se reproduisant constamment de la même manière dans les parties semblables (Kölliker).

Suivant qu'il entre dans sa structure une ou plusieurs

sortes d'éléments, le tissu est *simple* ou *composé*. Un épithélium est un tissu simple, le tissu conjonctif est un tissu composé.

Dans la distinction des tissus il faut tenir grand compte de la texture, c'est-à-dire de l'arrangement des éléments qui entrent dans leur structure, car elle influe énormément sur leurs propriétés. Considérons par exemple le tissu conjonctif lâche, que l'on rencontre sous la peau, et les tendons. Quoique formés d'éléments identiques ils présentent des différences procédant d'un arrangement particulier pour chacun.

Dans un tissu composé ou complexe on distingue des *éléments fondamentaux* et des *éléments accessoires*. Prenons comme exemple le tissu musculaire à fibre striée ; l'élément fondamental caractéristique est la fibre striée contractible ; les éléments accessoires, ceux du tissu conjonctif qui portent les vaisseaux nourriciers et les nerfs du tissu. De même dans le tissu nerveux, l'élément fondamental et la fibre nerveuse et les éléments accessoires sont ceux du tissu conjonctif et des vaisseaux.

Parmi les propriétés des tissus on distingue des *propriétés anatomiques, physiques, chimiques et physiologiques*.

Propriétés anatomiques. Elles comprennent la forme, le volume et l'arrangement des éléments du tissu.

Propriétés physiques. Ce sont celles qui sont relatives à la couleur, l'élasticité, la ténacité d'un tissu, à sa manière de se comporter vis-à-vis de la chaleur, de la lumière, etc.

Propriétés chimiques. Dans ce groupe rentre l'étude de la constitution chimique du tissu ; de l'action que les divers réactifs exercent sur ses éléments. La connaissance de ces propriétés est très utile pour l'histologiste. Elle éclaire également le physiologiste dans la détermination des matériaux qui servent à la nutrition des tissus.

Propriétés physiologiques. Elles comprennent le développement du tissu, le mode d'apparition de ses éléments anatomiques, sa nutrition, son accroissement, sa régénération, quand elle existe, et même ses réactions en présence des causes morbides.

Lorsqu'on fait l'étude complète d'un tissu il faut passer en revue, dans l'ordre sus indiqué, ces différentes propriétés.

Systèmes.

L'ensemble des tissus similaires de l'organisme forme un *système*. Il y a naturellement autant de systèmes que de tissus. Tout ce qui est muscle forme le système musculaire; tout ce qui est os forme le système osseux et les systèmes organiques ont les mêmes attributs dans toute la série animale. Le système osseux, chez la grenouille, a les mêmes usages et est formé du même tissu que chez les vertébrés supérieurs.

La notion du système a rendu de grands services à la médecine. Les différentes parties d'un même système anatomique entretiennent entre elles des rapports étroits au point de vue fonctionnel; si la fonction de l'une d'elles est troublée elle retentit sur les autres et celles-ci peuvent, à leur tour, subir l'influence de la cause morbide qui a atteint la première. Par exemple on voit très souvent le rhumatisme articulaire se porter d'une articulation sur l'autre et même se compliquer de péricardite. Cela s'explique par ce fait que la membrane des articulations (synoviale) et la membrane d'enveloppe du cœur (péricarde) appartiennent toutes deux au même système anatomique.

De quelques tissus en particulier.

Tissu conjonctif lâche. Il se rencontre dans les différentes parties du corps et en particulier sous la peau, qu'il unit aux parties sous-jacentes, de manière à permettre une mobilité plus ou moins grande du tégument. La substance intercellulaire amorphe offre de nombreux faisceaux de fibres conjonctives entrecroisées et une certaine quantité de fibres élastiques. Les cellules connectives sont grandes, aplaties, munies de prolongements ramifiés; on les trouve en petit nombre accolées aux faisceaux. Dans les mailles comprises entre ces faisceaux on observe en outre les cellules lymphatiques libres appartenant au plasma qui baigne le tissu. Ce tissu sert à unir les différentes parties des organes et même les organes entre eux. (Voir pl. I de l'atlas)

Tissu adipeux. Il résulte de l'accumulation de la graisse dans le tissu conjonctif. Les cellules conjonctives se chargent de granulations graisseuses, qui grossissent peu à peu, se fondent les unes dans les autres et refoulent à la périphérie le protoplasma. Celui-ci ne forme bientôt plus qu'une mince couche excentrique, sauf au niveau du noyau où il présente un épaisissement. (pl. I)

Tissu fibreux. C'est le tissu des tendons des ligaments et des aponévroses. Les éléments sont les mêmes que dans le tissu conjonctif lâche, mais les faisceaux connectifs sont parallèles ou entrecroisés suivant une règle uniforme, ce qui donne une certaine résistance à l'ensemble.

Tissu élastique. Dans cette variété les fibres élastiques dominent et parfois même constituent à elles seules tout le tissu ; tel est le cas des ligaments jaunes compris entre les lames des vertèbres, le ligament cervical et la tunique abdominale chez les grands quadrupèdes.

Tissu cartilagineux. Le cartilage est formé de cellules assez régulières et d'une substance interstitielle ou fondamentale qui donne de la *chondrine* par l'ébullition tandis que les autres variétés du tissu conjonctif, y compris le tissu osseux, fournissent de la *gélatine*. Les cellules cartilagineuses sont des masses protoplasmiques arrondies ou aplaties, munies d'un noyau et souvent parsemées de granulations ou de gouttelettes graisseuses. Elles sont situées dans des cavités (*chondroplastes*) de la substance fondamentale laquelle est très abondante et perméable aux liquides nourriciers, de telle sorte que les cartilages peuvent vivre, sans vaisseaux, par simple imbibition.

Les cellules cartilagineuses sont caractérisées uniquement par la propriété de former de la substance cartilagineuse qui se condense autour d'elles sous forme de capsules. Lorsqu'elles se multiplient, les nouvelles masses résultant de leur segmentation forment aussi de la substance cartilagineuses et l'on voit ainsi des capsules secondaires au sein de la capsule primitive.

L'accroissement du cartilage est donc surtout interstitiel. Les cartilages sont nus ou entourés d'une membrane fibreuse vasculaire (périchondre). (pl. I).

Les différentes variétés de cartilages sont :

1° Le *cartilage hyalin* dans lequel la substance fondamentale est homogène et transparente (cartilages costaux)

2° Le *cartilage fibreux* ou *fibro cartilage* dans lequel la substance, à l'exception des capsules, est composée de fibres connectives (disques intervertébraux).

3. *Le cartilage élastique ou réticulé*, dans lequel la substance intercapsulaire est formée de réseaux de fibres élastiques (épiglotte).

4 Enfin on signale quelquefois le *cartilage calcifié* qui n'est autre que du cartilage hyalin dont la substance fondamentale est incrustée de granulations calcaires (squelette des squales.)

Le cartilage en raison de sa rigidité sert surtout de charpente squelettique, soit à titre permanent comme chez les céphalopodes et chez les poissons cartilagineux, soit comme point de départ des formations osseuses que représentent la plupart des pièces du squelette des autres vertébrés.

Quant aux autres tissus : le tissu osseux, le tissu musculaire et le tissu nerveux ils feront l'objet d'une étude détaillée lors de la description des appareils auxquels ils appartiennent.

Organes et appareils. On appelle *organes* toute portion de l'économie ayant une forme déterminée et une fonction à remplir (Chauveau). De même que les éléments anatomiques par leur réunion forment les tissus, ceux-ci par leur association constituent les organes.

Les organes peuvent être *pleins* ou *creux*. Parmi les premiers on rencontre : les cartilages, les os, les muscles, les tendons, les nerfs, etc., parmi les seconds : la vessie, l'estomac, les artères, les veines, les vaisseaux lymphatiques, les glandes, etc. etc.

Un *appareil* est une collection d'organes préposés à la même finalité physiologique.

Bichat a groupé les différents appareils en deux grandes catégories : 1° les appareils de nutrition et de relation et 2° les appareils de génération. Nous en ferons l'étude dans l'ordre suivant.

1° Appareil de la locomotion.
2° " " " digestion.
3° " " " respiration.
4° " " " dépuration urinaire.
5° " " " circulation.
6° " " l'innervation.
7° " " des sens.
8° " " " génération.

Etude de l'appareil locomoteur.

L'appareil de la locomotion se compose de tous les organes qui servent à l'exercice des mouvements de l'animal (Chauveau). Il est constitué par des organes passifs; *les os*, et par des organes actifs: *les muscles*.

Les os, durs et résistants, sont de véritables leviers inertes, réunis entre eux par des articulations solides dont la forme commande l'étendue et la direction des mouvements exécutés. *Les muscles* sont des organes mous qui jouissent de la propriété de *se raccourcir* et d'entraîner dans ce mouvement les os sur lesquels ils sont fixés par leurs extrémités.

L'étude des os a reçu le nom d'*ostéologie*, l'étude des articulations celui d'*arthrologie* et l'étude des muscles est appelée *miologie*.

Ostéologie.

Les os proprement dits n'existent que chez les animaux vertébrés dont ils constituent le principal caractère zoologique.

Squelette. On appelle squelette l'ensemble des os d'un animal placés dans leurs rapports naturels. Le squelette est dit *naturel* lorsque les ligaments qui réunissent naturellement les diverses pièces osseuses ont été conservés. Il est dit *artificiel* quand les ligaments naturels ont été détruits et remplacés par des fils de fer ou de laiton (pl. II).

On divise le squelette en *tronc* et *membres*.

Le tronc offre à étudier sur la ligne médiane le *rachis* ou la *colonne vertébrale* terminée antérieurement par la *tête*. De chaque côté de la partie moyenne du rachis se détachent les *côtes* qui s'articulent inférieurement avec une pièce ostéo-cartilagineuse : le *Sternum*.

Les membres, au nombre de quatre, supportent le tronc chez les mammifères domestiques ; on les désigne en *antérieurs* et *postérieurs*. Les leviers osseux qui les constituent forment par leur réunion deux angles plus ou moins ouverts.

L'ouverture progressive des angles articulaires dans le membre postérieur communique au tronc l'impulsion qui lui est nécessaire dans la marche. Les membres antérieurs, eux, ont principalement pour but de maintenir le corps en équilibre ; ils remplissent surtout l'office de colonnes de soutien.

La description complète d'un os comprend l'indication de son *nom*, de sa *situation*, de sa *configuration* de sa *conformation intérieure*, de sa *structure* et de son *mode de développement*.

Nom. Aucune règle précise n'a guidé les anatomistes dans le choix des noms à donner aux os. Ex. tibia (flute antique) ; vomer (soc de charrue) axis, pariétal etc.

Situation. Elle peut être envisagée *par rapport au plan median* ou plan vertical antero-postérieur qui divise le squelette en deux parties égales. Les os sont dits *symétriques* quand le plan médian les partage en deux parties égales et *asymétriques* lorsqu'on ne peut les partager en deux moitiés semblables.

On peut également indiquer la situation d'un os *relativement aux autres parties du squelette*. Ex. la 2ème phalange est située entre la 1re et la 3e.

Direction. Elle peut être *absolue* (rapport des axes; os curviligne) ou *relative* (ex. l'humérus est dirigé obliquement de haut en bas et d'avant en arrière).

Forme. Elle peut être *absolue* (rapport entre ses trois dimensions, os *long* et *os allongé* dans lesquels une des dimensions l'emporte sur les deux autres, le premier est pourvu d'un canal médullaire, le second n'en possède pas, ex: *fémur et côte*; *os plat ou large*, ex: *scapulum*; *os court*: *deuxième phalange*) ou *relative* (os triangulaire, trapézoïde, etc.)

Particularités extérieures des os. Les os sont modifiés dans leur forme par des *éminences* et des *cavités*. Les éminences peuvent être *articulaires* ou *non articulaires*. Les premières sont dites *diarthrodiales* quand elles appartiennent à des articulations mobiles (têtes, condyles) et *synarthrodiales* dans le cas contraire (os de la tête); les secondes sont appelées *apophyses* quand elles sont bien détachées du reste de l'os; (ap. épineuses, styloïdes, coronoïdes, coracoïdes); *protubérances*, *tubérosités*, quand elles sont larges et arrondies; *lignes*, *crêtes*, quand elles sont étroites.

Les cavités ont été divisées suivant le même principe que les éminences. On rencontre des cavités *diarthrodiales* ex : C. glénoïde (peu profonde) et C. cotyloïde (plus excavée) et des cavités *non articulaires* qui reçoivent d'après leurs formes les noms de : *gouttières, sillons, rainures, impressions digitales, fosses, échancrures, trous, conduits, fentes, hiatus, empreintes*.

Dans la description d'un os long on considère trois parties : le corps ou dyaphyse et les deux extrémités ou épiphyses.

Les os plats et les os courts présentent à considérer des faces, des bords et des angles.

Le dyaphyse des os longs est creusée d'un *canal médullaire*. Dans les os plats et les os courts, ce canal est remplacé par des cavités irrégulières appelées *espaces médullaires*. Le canal médullaire et les espaces médullaires sont remplis par une substance de nature cellulo-graisseuse *la moëlle des os*.

Les os sont recouverts à l'extérieur par une membrane particulière appelée *périoste*. Cette membrane, d'une constitution particulière, manque au niveau des cartilages articulaires. Le perioste joue un grand rôle dans la formation des os, surtout dans le jeune âge. Vers le milieu du siècle dernier un chirurgien anglais Belchier ayant observé que les os d'un porc nourri chez un teinturier étaient rouges, produisit à volonté cette coloration des os chez les animaux en leur faisant consommer de la garance. En alternant le régime à la garance avec un régime ordinaire, l'os présente, sur une coupe, des couches alternativement rouges et blanches. Cette observation a amené la découverte du rôle du périoste dans l'accroissement des os. La couche profonde de cette membrane (celle qui adhère à l'os) dépose continuellement à la surface de l'os de nouvelles couches osseuses, ce qui lui a valu le nom de *couche ostéogène*.

Pour contrebalancer cet apport continuel de substance osseuse à la périphérie et éviter que l'os n'acquiert des dimensions trop considerables, il se produit au centre dans le canal médullaire, une résorption de substance osseuse, égale à l'accroissement, lorsque l'os a terminé sa croissance, et, un peu moindre, chez les animaux qui ne sont pas encore arrivés à l'état adulte.

Vers 1830, Flourens a montré que l'os peut se régénérer lorsque l'intégrité du périoste est maintenue et, plus récemment, M. Ollier de Lyon a provoqué la formation de tissu osseux, au sein des muscles, en y introduisant un lambeau de périoste. A mesure que l'âge avance cette remarquable propriété du périoste diminue et elle disparaît complètement dans la vieillesse.

La moëlle des os est une substance grasse assez consistante qui présente une teinte rosée chez les jeunes animaux. Elle se compose 1° de cellules petites, arrondies, semblables à des cellules embryonnaires et appelées *médullocelles* par Robin; 2° de grandes cellules irrégulières à noyaux multiples auxquels Robin a donné le nom de *myéloplaxes*, 3° de cellules à noyau bourgeonnant de Bizzozero; 4° de cellules adipeuses; 5° de vaisseaux sanguins et de nerfs.

Les vaisseaux et les nerfs pénètrent dans les os par un trou que l'on a appellé *trou nourricier*.

Les os sont constitués par une substance organique spéciale *l'osseine* associée à *des sels minéraux* parmi lesquels dominent les phosphate et carbonate de chaux.

L'osséine représente le tiers et les sels minéraux les deux tiers de la substance des os.

Si l'on plonge un os dans un mélange d'eau et d'acide chlorhydrique la partie minérale se dissoudra tandis que la partie organique, l'osséine, restera inattaquée. Elle se présentera sous l'aspect d'une substance souple et élastique qui donne par l'ébullition dans l'eau de la *gélatine*.

Examinée au microscope la substance osseuse se montre creusée de petites cavités appelées *ostéoplastes* dont chacune contient une cellule osseuse appelée plus souvent *corpuscule osseux*. Les corpuscules osseux sont disposés en couches concentriques autour de petits canaux qui traversent l'os en tous sens et ont reçu le nom de *Canaux de Havers*, du nom du médecin anglais qui les a découverts.

Ces canaux de Havers logent des capillaires sanguins qui apportent à l'os les matériaux nécessaires à sa nutrition.

On désigne sous le nom de *système de Havers* l'ensemble des lamelles osseuses qui entourent un canal de Havers.

Le tissu osseux se développe au dépens de tissus préexistants : tissu fibreux et tissu cartilagineux ou encore au dépens de la couche profonde du périoste. Ce dernier mode nous est connu. Quant à la transformation du tissu fibreux et du tissu cartilagineux en tissu osseux, elle commence à se produire par le dépôt de sels minéraux autour de certains points différemment placés, et auxquels on a donné le nom de *noyaux d'ossification*. Tant que l'os s'accroît en longueur les différents noyaux d'ossification qu'il présente restent séparés par un disque de substance cartilagineuse. Celle-ci est envahie plus ou moins tôt par des dépôts calcaires. Il y a alors soudure des noyaux d'ossification et la croissance de l'os est terminée. *La soudure de tous les noyaux d'ossification caractérise l'âge adulte.*

L'alimentation exerce une influence marquée sur l'époque de la soudure des noyaux d'ossification. Les animaux de la race de Durham, soumis depuis une longue suite de générations à une alimentation abondante dès leur jeune âge, sont adultes plus tôt que les animaux non améliorés. Leur période de croissance s'est considérablement raccourcie, ce qui a eu pour effet de diminuer leur taille.

Description des os du cheval.

Colonne vertébrale. La colonne vertébrale est formée par l'assemblage d'un nombre assez considérable d'os courts auxquels on a donné le nom de *vertèbres*. On la divise en *cinq régions* qui sont en les énumérant d'avant en arrière:

1°	La région cervicale	comprenant	sept vertèbres,
2°	" " dorsale	"	dix-huit "
3°	" " lombaire	"	six ou cinq "
4°	" " sacrée	"	cinq "
5°	" " coccygienne	"	quinze à dix-huit "

Des vertèbres en général. On reconnait dans une vertèbre deux parties principales; une inférieure appelée *corps* et une supérieure appelée *spinale* ou *annulaire*. Ces deux parties, par leur réunion, circonscrivent le *trou vertébral*. Les trous vertébraux forment le *canal rachidien* dans lequel se trouve logée la *moëlle épinière*.

La face supérieure du *corps de la vertèbre* constitue le plancher du trou vertébral; la face inférieure est partagée en deux parties latérales par une crête médiane.

L'extrémité antérieure forme la tête, la postérieure est creusée d'une cavité qui reçoit la tête de la vertèbre suivante.

La partie annulaire ou *spinale* forme la paroi supérieure du trou vertébral. Elle présente : 1° l'apophyse épineuse ; 2° les apophyses transverses ; 3° les apophyses articulaires antérieures tournées en haut ; 4° les apophyses articulaires postérieures tournées en bas ; 5° le trou de conjugaison.

Les vertèbres des diverses régions présentent entre elles des différences assez accentuées. Celles qui appartiennent à la même région ne sont pas non plus absolument semblables.

Région cervicale. Dans les vertèbres de cette région l'arête inférieure du corps est fortement prononcée, la tête bien détachée, la cavité postérieure large et profonde, l'apophyse épineuse à peine saillante. Les apophyses transverses, très développées, offrent à leur base le trou trachélien. Les apophyses articulaires sont larges et saillantes.

Atlas. C'est la première vertèbre cervicale. Caractères spécifiques : diamètre transversal très développé, trou vertébral considérable, tête remplacée par deux facettes concaves ; en avant, deux vastes cavités diarthrodiales qui répondent aux condyles de l'occipital ; apophyses transverses fortement développées et formant les *aîles de l'atlas* ; apophyses articulaires postérieures concourent à former la surface articulaire qui se met en rapport avec l'*axis*. Le corps de l'atlas est très réduit.

Axis. C'est la seconde vertèbre cervicale.

Caractères spécifiques : tête remplacée par une apophyse conique, dite *odontoïde* qui représente un demi-yond articulaire et forme avec les apophyses articulaires antérieures une surface de glissement répondant à la face postérieure de l'atlas ; apophyse épineuse très puissante et allongée d'avant en arrière ; échancrures antérieures très profondes.

Nous n'entrerons pas dans le détail des différences que présentent les autres vertèbres de la même région ; elles sont sans importance pour nous.

Vertèbres dorsales. Caractères communs : Corps très court, tête large, peu saillante ; cavité peu profonde ; à la base des apophyses transverses se trouvent quatre facettes articulaires concaves servant à l'articulation des côtes avec le rachis ; apophyse épineuse très haute, terminée par un sommet renflé ; apophyses transverses s'articulent avec la tubérosité de la côte correspondante, apophyse articulaire étroite, échancrure postérieure profonde.

Caractères spécifiques : 1° Le diamètre vertical des corps vertébraux augmente progressivement d'avant en arrière ; 2°. les cavités intervertébrales, destinées à la réception de la tête des côtes, diminuant de profondeur et d'étendue de la première à la dernière ; 3° la longueur des apophyses épineuses augmente de la première à la cinquième puis diminue graduellement jusqu'à la dix-huitième ; 4° le volume des apophyses transverses diminue d'avant en arrière.

Vertèbres lombaires. Caractères communs : Apophyses épineuses courtes ; apophyses transverses énormément développées, aplaties de dessus en dessous ; apophyses articulaires antérieures et postérieures très proéminentes.

Caractères spécifiques : Les apophyses transverses sont plus longues dans les vertèbres placées à la partie moyenne de la région que dans les premières et les dernières. Elles s'inclinent légèrement en arrière dans les deux premières et en avant dans les trois dernières. Les apophyses transverses de la cinquième portent une facette articulaire sur leur bord postérieur. Dans la sixième elles en présentent deux : une en avant qui répond à la précédente et une en arrière légèrement concave qui répond à une semblable facette du *sacrum*.

Sacrum. Il résulte de la soudure de cinq vertèbres. Il s'articule : en avant, avec la dernière vertèbre lombaire, en arrière, avec le premier os coccygien ; sur les cotés, avec les coxaux. Il offre à étudier : une face supérieure, une face inférieure, deux côtés, une base, un sommet et un canal central.

La face supérieure présente : 1° les apophyses épineuses unies entre elles par leur base et constituant par leur ensemble l'*épine sacrée* ou *sus sacrée* ; 2° de chaque côté de l'épinée sacrée quatre trous dits : *sus sacrés*.

La face inférieure offre sur les côtés les trous *sous sacrés*.

Les deux côtés, épais et concaves présentent en avant une surface irrégulière destinée à l'articulation du Sacrum avec le *coxal*.

La base du sacrum, formée par la surface antérieure de la première vertèbre sacrée offre plusieurs facettes articulaires qui la mettent en rapport avec la dernière vertèbre lombaire.

Le sommet, formée par la dernière vertèbre sacrée met le sacrum en rapport avec la première vertèbre coccygienne.

La partie du canal rachidien creusée dans le sacrum a reçu le nom de *canal sacré*.

Vertèbres coccygiennes. Elles sont en nombre variable

(15 à 18) et s'amincissent graduellement de la première à la dernière. Les lames vertébrales finissent par ne plus se rejoindre et le canal vertébral ne forme plus qu'une gouttière qui disparaît petit à petit. Les dernières vertèbres coccygiennes ont la forme de petits cylindres osseux de plus en plus réduits.

La colonne vertébrale considérée dans son ensemble présente:

Une *face supérieure*, qui offre sur la ligne médiane la série des apophyses épineuses constituant l'*épine dorso-lombaire* et l'*épine sacrée*; de chaque coté, une gouttière dite *vertébrale*, plus ou moins large et profonde, une *face inférieure* plus ou moins large; des *faces latérales* qui offrent à étudier: les trente six trous de conjugaison et les apophyses transverse des vertèbres; un *canal central* appelé *canal rachidien*, dont le diamètre varie suivant les régions. Il est dilaté au niveau des membres et rétrécit vers la partie moyenne du dos.

De la tête à la queue la colonne vertébrale décrit différentes courbes. Dans la région cervicale, une courbure postérieure tournée en haut; dans la moitié postérieure de la région dorsale et dans la région lombaire elle est à peu près horizontale; elle forme ensuite, dans la région sacro-coccygienne, une inflexion à concavité inférieure qui répond au plafond du bassin, puis se dirige en arrière et en bas jusqu'à l'extrémité de la queue.

La colonne vertébrale douée d'une très grande mobilité dans les régions cervicales et coccygiennes voit au contraire ses mouvements très bornés dans la région dorsale par la disposition des apophyses épineuses et des arcs costaux qui empêchent le jeu des vertèbres les unes sur les autres. Dans la région lombaire, elle jouit d'une mobilité restreinte.

Quant à la région sacrée, elle est constituée par des vertèbres soudées entre elles, afin d'offrir un point d'appui plus solide aux Coxaux chargés de transmettre au corps l'impulsion des membres postérieurs.

Variétés de la colonne vertébrale. Plusieurs vétérinaires : Goubaux, Husson, Thomas, ont signalé des variétés curieuses de forme et de nombre dans les pièces du rachis.

Les variétés de forme nous intéressent peu et nous les passerons sous silence. Quant aux variétés portant sur le nombre des vertèbres de chaque région, elles ont une importance assez grande, par suite des discussions qu'elles ont provoquées entre les anatomistes vétérinaires. – Bourgelat et Rigot ont rapporté le cas de chevaux qui n'avaient que dix-sept vertèbres dorsales. Par contre il existe, à l'école vétérinaire de Lyon, un squelette d'âne sur lequel on compte vingt côtes et par conséquent vingt vertèbres dorsales. Le nombre des vertèbres lombaires est également variable. Le cheval n'en a parfois que cinq et, dans ce cas, il appartiendrait pour Mr. Sanson, au type africain. La fixité de ce caractère a été fortement mise en doute par les anatomistes vétérinaires et la théorie du savant professeur de l'Institut agronomique de Paris a essuyé de sérieux échecs.

Rarement le nombre des vertèbres sacrées est diminué. Mr. le professeur Goubaux d'Alfort n'a vu qu'un seul cas où il n'y eut que quatre vertèbres sacrées sur le cheval. Nous avons rencontré également cette anomalie. La pièce qui la présente se trouve dans les collections de l'Institut. Quant au nombre des vertèbres coccygiennes, il est essentiellement variable. Il arrive assez souvent, que la diminution dans le nombre des vertèbres d'une région n'est qu'apparente c'est-à-dire que la vertèbre qui manque est reportée dans la région voisine. Ces transpositions s'opèrent surtout sur les confins des regions lombo-dorsale et lombo-sacrée. Mais l'augmentation ou la diminution du nombre normal des vertèbres sont parfois absolues. L'ane à vingt vertèbres dorsales de l'École de Lyon, présente le chiffre normal dans les autres régions. Ces faits montrent l'extrême variabilité des organes en série sur laquelle Darwin insistait souvent.

Tête.

La tête est une grosse pyramide quadrangulaire suspendue par sa base à l'extrémité antérieure du rachis. On la divise en deux parties : le *crâne* et la *face*.

Os du crâne.

Occipital. Cet os occupe l'extrémité supérieure de la tête; c'est par son intermédiaire que celle-ci se trouve supportée à l'extrémité antérieure de la tige rachidienne. On y considère une face externe, une face interne, une circonférence, des angles et des bords.

La face externe présente : 1°, une *crête antéropostérieure*, 2°, une éminence transversale, la *protubérance occipitale externe*, prolongée de côté par les lignes courbes supérieures; 3°, derrière la protubérance, la *crête occipitale externe* ou *tubérosité cervicale*; 4°, le *trou occipital* qui fait communiquer la cavité cranienne avec le canal rachidien; 5° l'*apophyse basilaire*.

Sur le coté on trouve; 1°, les deux *condyles*, situés de chaque coté du trou occipital et répondant aux cavités antérieures de l'atlas; 2°, plus en dehors, les deux *apophyses styloides*, séparées des condyles par une *échancrure* profonde dite *stylo-condylienne*; 4°, sous les condyles, la *fossette condylienne*, percée à son front du *trou condylien*.

La *face interne* forme la voûte de la cavité cérébrale et offre la *protubérance occipitale interne*.

Les bords s'unissent, en avant, avec le pariétal et le temporal, et circonscrivent, en arrière, une partie de l'*hiatus occipito-spheno temporal ou trou déchiré*.

L'angle postérieur s'unit au sphénoïde.

Pariétal. Le pariétal est borné en haut par l'occipital, en bas par le frontal et latéralement par les deux temporaux.

Sa *face externe* est convexe. On y remarque les deux *crêtes dites pariétales* ou temporales, en rapport : en haut, avec la crête antéro-postérieure de l'occipital qu'elles continuent; en bas, avec le bord supérieur de l'orbitre. Sa face interne concourt à former le plafond de la boîte cranienne. Par ses bords, le pariétal s'articule, en haut, avec l'occipital, en bas, avec le frontal et, par les cotés, avec le temporal.

Frontal. Le frontal concourt à former la voûte cranienne et une partie de la face.

Il est borné, en haut, par le pariétal; en bas, par les sus naseaux et les lacrimaux; de chaque côté, par les temporaux.

Sa *face externe* donne naissance, de chaque coté, à l'*apophyse orbitaire*, formant l'*arcade orbitaire*. Cette apophyse limite en avant la *fosse temporale* et concourt à la formation du pourtour de l'orbite.

La base est traversée par un *trou* appelé *sus orbitaire ou sourcilier*.

Par ses faces latérales externes, le frontal répond aux orbites.

La *face interne* du frontal répond, par sa partie supérieure, à la cavité cranienne. Sa partie inférieure, qui s'unit avec l'ethmoïde, forme l'arrière-fond des cavités nasales.

Par *ses bords*, le frontal s'unit: en haut, avec l'occipital et le temporal; en bas, avec les os naseaux et les lacrimaux; par cotés, avec le sphénoïde et le palatin correspondant.

Le frontal circonscrit les sinus frontaux.

Ethmoïde. L'Ethmoïde est situé profondément sur la limite du crâne et de la face. Il se compose d'une *lame perpendiculaire* et de deux *masses latérales*.

La *lame perpendiculaire* est tapissée, sur ses deux faces, par la *pituitaire* (membrane muqueuse des cavités nasales). Son bord supérieur regarde le centre de la cavité cranienne. Son bord inférieur se continue avec la lame cartilagineuse qui sépare les fosses nasales l'une de l'autre.

Les *masses latérales* représentent deux grosses tubérosités pyriformes, placées de chaque coté de la lame perpendiculaire. Les lamelles osseuses qui les constituent, roulées en petits cornets très fragiles, ont reçu le nom de *volutes ethmoïdales*. Ces cornets sont attachés, par leur extrémité supérieure, sur une lame transverse qui sépare le crâne des cavités nasales. Cette cloison (*lame criblée de l'éthmoïde*) est criblée d'ouvertures, qui livrent passage aux nerfs ethmoïdaux.

Sphénoïde. Le *sphenoïde* est situé en arrière du crâne.

Sa face externe présente 1° l'*apophyse sous sphénoïdale* ou *ptérygoïde* 2° au dessus, l'*hyatus orbitaire*.

Son bord supérieur est articulé avec le sommet de l'apophyse basilaire; par coté, il circonscrit le trou déchiré.

Ses *bords latéraux* s'articulent avec le frontal et le temporal.

Temporal. Les temporaux closent latéralement la cavité cranienne. Chacun d'eux comprend une *portion écailleuse* et une *portion tubéreuse*.

La *portion écailleuse* ou *os squamosal* donne naissance, par sa face externe, à l'*apophyse zygomatique*. Celle-ci présente : un *condyle* et une *cavité glénoïde*, limitée par l'*éminence sus condylienne*, et servant à l'articulation de la tête avec la machoire supérieure. L'apophyse zygomatique borne en dehors la fosse temporale et circonscrit une une partie de la cavité orbitaire, par son sommet.

Les *bords* de la portion écailleuse du temporal unissent cet os avec le pariétal, le frontal et le sphénoïde. Le postérieur reçoit le tube de *conduit auditif externe*.

La *Portion tubereuse* a la forme d'une pyramide quadrangulaire dont la base est tournée en bas et un peu en arrière. Par ses faces, elle s'unit au pariétal, à l'occipital et à la portion écailleuse. Elle recèle, dans son intérieur, la *cavité du tympan* ou *oreille moyenne* et la *cavité de l'oreille interne*.

Sa *face interne* présente le *conduit ou hiatus auditif interne*.

Sa *face externe* offre : la *crête mastoïdienne* qui se termine vers la base de l'os par l'*apophyse mastoïde*.

Os de la face.

Maxillaire supérieur ou grand sus maxillaire.

Le *maxillaire supérieur* est borné par le frontal, le palatin, le zygomatique, le lacrymal, l'inter maxillaire, le sus nasal et celui du côté opposé

Sa *face externe*, d'autant plus convexe que l'animal est plus jeune, présente 1°, une crête appelée *épine maxillaire* ou *tubérosité malaire*; 2°, le trou sous orbitaire, orifice inférieur du conduit dentaire supérieur; 3°, la fosse sous orbitaire.

Sa *face interne* concourt à former la paroi externe des cavités nasales. Il s'en détache une longue apophyse, appelée *apophyse palatine*, qui concourt à la constitution de la voûte du palais et forme le plancher des fosses nasales.

Son *bord postérieur* est creusé de six grandes cavités nommées *alvéoles*, dans lesquelles sont implantées les dents molaires. Au-dessous du dernier alvéole on remarque la *tubérosité alvéolaire*; au-dessous du premier, l'*espace interdentaire*.

L'*extrémité supérieure* présente la *protubérance maxillaire*. Au dessus et en dedans de cette éminence, se trouve l'*hiatus maxillaire*.

L'*extrémité inférieure* présente l'*alvéole du crochet*. Cet os est traversé par le *conduit dentaire supérieur*.

Intermaxillaire, os incisif, ou petit sus maxillaire. L'intermaxillaire occupe l'extrémité inférieure de la tête. Il présente, sur sa face interne, le *conduit ou le trou incisif*. Son *bord externe* est creusé de trois *alvéoles* pour recevoir les dents incisives. On distingue encor dans cet os deux apophyses. Une *apophyse externe* très développée et recouverte à sa face interne par la muqueuse du nez et une *apophyse interne*, séparée du reste de l'os par une échancrure étroite, appelée *ouverture* ou *fente incisive*, formant une partie du plancher des fosses nasales et de la voûte palatine.

Palatin. Les os palatins sont situés au pourtour de l'ouverture gutturale des cavités nasales. Ils sont articulés avec les maxillaires supérieures, le sphénoïde, l'ethmoïde, le vomer, le frontal et les ptérygoïdiens. Ils concourent à former une partie du plancher des fosses nasales et de la voûte palatine. Leur bord postérieur offre en haut la *crête palatine*.

Ptérygoïdiens. Petits os situés en dedans de la crête palatine et de l'apophyse sous sphénoïdale et en dehors du vomer.

Zygomatique, os malaire ou os jugal. Le zygomatique est situé sur le côté de la face, entre le maxillaire supérieur, le lacrymal et le temporal. Il concourt à former le *sourcil de l'orbite* et la *fosse orbitaire*. Son bord postérieur constitue la *crête zygomatique*, qui se continue en bas avec la tubérosité malaire. Son sommet forme l'*arcade zygomatique*.

Lacrymal ou os unguis. Le *lacrymal* est situé sous l'orbite qu'il concourt à former. Il est articulé avec le frontal, le nasal, le maxillaire supérieur et le zygomatique. Sa *face externe* présente, dans la fosse orbitaire : le conduit lacrymal et, en arrière, la fossette lacrymale ; dans la région faciale : le tubercule lacrymal.

Nasal. Le *Nasal* est articulé avec l'os de même nom du côté opposé, avec le frontal, le lacrymal, le maxillaire supérieur, et l'inter-maxillaire. Sa *face interne*, tapissée par la muqueuse nasale, est parcourue par une *crête verticale*, qui longe le bord externe de l'os et donne attache au cornet ethmoïdal. Le *sommet* des deux os naseaux constitue le *prolongement nasal*.

Cornets. Dans les fosses nasales on distingue de chaque côté de la ligne médiane deux *cornets* : un *cornet antérieur* et un *cornet postérieur*.

Le *cornet antérieur, supérieur ou ethmoïdal* est constitué par une lame papyracée, très fragile, roulée sur elle-même d'avant en arrière et fixée par son bord antérieur à la crête interne de l'os nasal. Le *cornet postérieur, inférieur*, ou *maxillaire*, s'enroule en sens inverse du précédent, c'est-à-dire d'arrière en avant. Il est attaché, par son bord postérieur, sur la crête verticale et sinueuse du maxillaire supérieur.

Les cornets sont tapissés par la muqueuse du nez. Ils divisent la cavité nasale en trois parties ou *méats*, distingués en *antérieur, moyen* et *postérieur*.

Vomer. Le vomer est un os impair, étendu, sur la ligne médiane, du sphénoïde à l'inter-maxillaire. Ses *faces* sont tapissées par la membrane nasale. Cet os sépare l'une de l'autre les ouvertures gutturales des cavités du nez. Son *bord antérieur* est creusé d'une gouttière qui reçoit la cloison cartilagineuse du nez.

Maxillaire inférieur. Cet os se compose de deux branches symétriques, aplaties d'un côté à l'autre, limitant entre elles l'*espace intermaxillaire*. Ces deux branches se soudent chez l'adulte par leur partie inférieure. Leur *face interne* présente l'*orifice supérieur du conduit dentaire inférieur* et, tout-à-fait en bas, la *surface génienne*, sur laquelle repose la langue. Leur *face externe* présente, en bas et en avant, le *trou mentonnier*.

Le *bord antérieur* de chaque branche est creusé de *six alvéoles* pour recevoir les dents molaires inférieures. Le *bord inférieur*, plus ou moins épais, devient tranchant par les progrès de l'âge.

L'*extrémité supérieure* porte un *condyle* allongé transversalement et convexe selon ses deux diamètres. En avant, on remarque une longue apophyse appelée *apophyse coronoïde*, séparée du condyle par l'*échancrure sigmoïde* ou *corono-condylienne*.

L'extrémité inférieure de chaque branche est creusée de trois alvéoles pour loger les dents incisives et, chez les mâles, d'une alvéole supplémentaire pour le crochet.

Hyoïde. L'hyoïde est un appareil osteo.cartilgineux suspendu à la base du crâne, situé entre les deux branches du maxillaire inférieur ; et servant de support à la langue et au pharynx. Il se compose d'un corps et de deux branches.

Le corps présente : en avant, le prolongement lingual, de chaque côté et en arrière les cornes thyroïdiennes. Il s'articule, par sa partie supérieure, avec les cornes styloïdiennes. Les branches se composent chacune de trois pièces soudées bout à bout. Ces pièces sont, de bas en haut : 1° les cornes styloïdiennes ; 2° les noyaux styloïdiens ; 3° les os styloïdes ou grandes branches de l'hyoïde dont l'extrémité supérieure s'unit au prolongement hyoïdien du temporal.

De la tête en général.

La tête dans son ensemble présente à considérer quatre faces, une base et un sommet.

La face antérieure comprend plusieurs régions.

1° La région pariétale, dans laquelle on remarque : la protubérance occipitale externe et les crêtes pariétales.

2° La région frontale offrant : les apophyses orbitaires et le trou sourcillier.

3° ~~La région nasale~~).

4 La région incisive présentant : l'ouverture inférieure des cavités nasales, les fentes incisives, la symphyse inter-maxillaire.

La face postérieure comprend :

1° La région sous-occipitale, dans laquelle on remarque l'apophyse basilaire, le trou déchiré, le rocher, les fosses condyliennes et les apophyses styloïdes.

2° La région sous sphénoïdale.

3° La région sphéno-palatine offrant : les ouvertures gutturales des cavités nasales, l'hiatus maxillaire et la tubérosité alvéolaire.

4° La région palatine présentant : les fentes incisives.

La face latérale comprend :

1° La région maxillaire offrant : le trou sous orbitaire et l'épine zygomatique.

2° La région orbitaire, renfermant l'orbite ou cavité orbitaire.

3° La région temporale présentant : la fosse temporale, l'arcade zygomatique, la portion tubéreuse du temporal, le conduit auditif externe, l'apophyse mastoïde.

La base offre : la crête occipitale, le trou occipital, le condyle et les échancrures stylo-condyliennes.

Le sommet résulte de l'union des faces. Il présente les dents incisives.

Conformation du crâne.

En comparant les diamètres antéro-postérieur et transverse du crâne, on a distingué, dans l'espèce humaine, les races brachycéphales, dans lesquelles le diamètre transverse l'emporte sur le diamètre longitudinal, et des races dolichocéphales, dans lesquelles c'est le second diamètre qui l'emporte sur le premier.

Samson, le savant professeur de zootechnie de Grignon, reprit l'idée de Retzius et l'introduisit dans la classification des animaux domestiques. Mais ce système, simple en apparence, n'a pas été adopté par la majorité des auteurs actuels en raison des nombreux inconvénients qu'il présente et que nous examinerons dans le cours de Zootechnie.

Thorax.

Le thorax est formé par le sternum et les côtes.

Sternum. Le sternum est une pièce ostéo-cartilagineuse située sous le thorax, aplatie d'un côté à l'autre en avant, et de dessus en dessous en arrière. Sa face supérieure constitue le plancher de la cavité thoracique. Chacune de ses faces latérales présente huit cavités diarthrodiales, qui reçoivent l'extrémité inférieure des cartilages des vraies côtes.

L'extrémité antérieure du sternum constitue le prolongement trachélien du sternum; la postérieure a reçu le nom de prolongement abdominal ou appendice xiphoïde.

Côtes. Les côtes sont au nombre de dix-huit de chaque côté, séparées par les intervalles intercostaux. Elles s'articulent, en haut, avec les vertèbres dorsales et, en bas, elles se mettent en rapport direct ou indirect avec le sternum par l'intermédiaire de leur cartilage de prolongement appelé cartilage costal.

Une côte est un os allongé, aplati, tordu sur lui-même. Il présente une partie moyenne et deux extrémités. La face externe de la partie moyenne est convexe et creusée en large gouttière dans sa moitié antérieure. Le bord antérieur est concave, le postérieur convexe. L'extrémité supérieure porte la tête et la tubérosité, séparée par un rétrécissement nommé col. L'extrémité inférieure est creusée d'une cavité qui répond à l'extrémité supérieure du cartilage costal. Le cartilage costal se soude par son extrémité supérieure, à la côte qu'il prolonge. Inférieurement, il répond au sternum, sur lequel il s'articule directement ou indirectement.

On distingue les côtes sternales ou vraies côtes et les côtes asternales ou fausses côtes.

Les côtes sternales au nombre de huit de chaque côté sont en rapport direct avec le sternum.

Le thorax envisagé dans son ensemble présente à considérer 1° un plan supérieur, partagé en deux parties latérales par les apophyses épineuses des vertèbres dorsales; 2° un plan inférieur, formé par le sternum; 3° deux plans latéraux, convexes, formés par les côtes; 4° une base, circonscrite par la dernière côte et les cartilages de prolongement. 5° un sommet, formé par les deux premières côtes.

Os du membre antérieur

Scapulum ou omoplate. Le scapulum est un os plat, triangulaire, prolongé, à son bord supérieur, par un cartilage flexible; dirigé obliquement de haut en bas et d'arrière en avant. Sa face externe est divisée par l'épine acromienne, en deux parties: la fosse sus épineuse et la fosse sous épineuse. La partie moyenne de l'épine porte un renflement rugueux appelé tubérosité. A la face interne de l'omoplate se trouve la fosse sous scapulaire. Le bord supérieur reçoit le cartilage de prolongement. Le bord antérieur est convexe en haut et concave en bas. Le postérieur est plus épais.

Les trois angles sont appelés: l'antérieur, cervical; le postérieur, dorsal et l'inférieur, huméral. L'angle inférieur présente: 1° la cavité glénoïde qui reçoit la tête de l'humérus; 2° l'apophyse coracoïde.

Humérus. L'humérus est un os long situé entre le scapulum et le radius; oblique de haut en bas et d'avant en arrière. Le corps de cet os semble avoir été tordu sur lui-même. Par suite de cette torsion sa face externe est creusée en large gouttière appelée gouttière de torsion de l'humérus.

Cette gouttière présente : en avant : la crête antérieure de la gouttière de torsion, laquelle se termine en haut par l'*empreinte ou tubérosité deltoïdienne*; en arrière et en bas, la crête postérieure de la gouttière de torsion.

La face interne présente : un mamelon rugueux à insertion musculaire et le trou nourricier de l'os.

L'extrémité supérieure porte trois grosses éminences. 1°, une postérieure, la *tête*, répondant à la cavité glénoïde du scapulum; 2° une externe nommée *trochiter* et 3° une interne nommée *trochin*. Entre les deux se trouve la *coulisse bicipitale*.

L'extrémité inférieure répond au radius et au cubitus. Elle se compose de *deux trochlées* séparées par un relief antéro-postérieur.

Au dessous et en arrière de la surface articulaire inférieure on remarque la *fosse olécranienne*, bordée par deux éminences; l'interne, plus élevée est appelée *épitrochlée*; l'externe *épicondyle*. En avant et au-dessous de la trochlée interne, se trouve la *fossette coronoïdienne*.

Radius. Le radius est un os légèrement courbé en arc, déprimé d'avant en arrière, situé entre l'humérus, le cubitus et les os de la première rangée du carpe.

La face postérieure du radius offre 1° une *surface triangulaire* rugueuse qui met cet os en rapport avec la face antérieure du cubitus; 2°, une large coulisse concourant à former l'*arcade radio-cubitale*; 3° le *trou nourricier* de l'os.

L'extrémité supérieure présente une surface articulaire moulée sur la face articulaire inférieure de l'humérus. Au côté interne, la *tubérosité interne ou bicipitale*; en avant, l'*apophyse coronoïde* et en arrière, deux *facettes diarthrodiales* répondant à de semblables facettes du cubitus.

L'extrémité inférieure présente : une *surface articulaire* répondant aux os de la première rangée du carpe; une *tubérosité* interne et une tubérosité externe.

Cubitus. Le cubitus est un os allongé asymétrique, appliqué contre la face postérieure du radius. Sa face externe est lisse, l'interne est excavée; l'antérieure répond au radius et offre à cet effet 1° deux facettes diarthrodiales; 2° une coulisse transversale; 3° une surface triangulaire rugueuse.

L'extrémité supérieure porte une énorme apophyse nommée olécrane dont le bord antérieur, surmonté d'un prolongement saillant, appelé bec de l'olécrane, concourt à former la cavité sigmoïde.

L'extrémité inférieure se termine parfois par un petit bouton.

Carpe. Les os du carpe sont situés entre l'extrémité inférieure du radius et l'extrémité supérieure des os métacarpiens.

Dans le cheval, le carpe se compose de sept ou huit os disposés sur deux rangées superposées.

La rangée supérieure comprend quatre os désignés sous les noms de premier, deuxième, troisième et quatrième en les comptant de dehors en dedans. La région inférieure en compte trois désignés de la même manière.

Ces os ont encore reçus des noms spéciaux qui sont : pour la rangée supérieure : 1° os pisiforme ou sus carpien, 2° os pyramidal ; 3°, os semi lunaire ; 4° os scaphoïde ; pour la rangée inférieure 1°, os crochu ou unciforme ; 2° grand os ou capitatum ; 3° os trapézoïde ; 4° os trapèze (non constant).

L'os pisiforme ou sus carpien est situé au côté externe du carpe.

Les os du carpe ont la forme de petits cubes irréguliers, qui présentent des surfaces articulaires et des surfaces d'insertion. La rangée supérieure répond, par sa face supérieure, au radius ; par sa face inférieure, aux os de la deuxième rangée. Celle-ci répond, en haut, aux os de la première rangée et, inférieurement, aux os métacarpiens.

Métacarpiens. Chez le cheval les métacarpiens sont au nombre de *trois* le métacarpien principal et les deux métacarpiens rudimentaires.

Métacarpien principal. Os long, symétrique situé entre le carpe et la région digitée.

Sa *face postérieure* est aplatie et présente: 1°, le trou nourricier de l'os; 2°, sur les côtés deux surfaces rugueuses allongées verticalement, répondant aux métacarpiens latéraux.

Son *extrémité supérieure* offre; 1°, une surface articulaire répondant aux os de la rangée inférieure du carpe; 2°, en arrière, quatre petites facettes diarthrodiales, s'adaptant à de semblables facettes des métacarpiens rudimentaires.

Son *extrémité inférieure* répond à la première phalange et aux grands sésamoïdes, par une surface articulaire formée de deux condyles latéraux séparés par une arête médiane.

Le diamètre antéro-postérieur du condyle externe a moins d'étendue que celui du condyle interne.

Métacarpiens rudimentaires. Os allongés appliqués contre la face postérieure du métacarpien principal, l'un en dedans, l'autre en dehors. Leur *extrémité supérieure* prend le nom de *tête* et porte plusieurs facettes articulaires répondant aux os du carpe et à de pareilles facettes du métacarpien principal. Leur *extrémité inférieure* se termine par un petit renflement appelé *bouton*.

Première phalange. C'est le plus petit des os longs. Il est situé entre le métacarpien principal et la seconde phalange. Ses *faces*, antérieure et postérieure, sont garnies d'empreintes rugueuses. Son *extrémité supérieure* offre deux cavités glénoïdes séparées par une gorge antéro-postérieure. Son extrémité inférieure porte deux condyles séparés par une gorge médiane. Elle répond à la deuxième phalange.

Grands sésamoïdes. Petits os courts qui complètent, en arrière, la surface articulaire de la première phalange.

Seconde phalange ou phalangine. Os court dont la forme générale est celle d'un cuboïde. Sa face supérieure est creusée de deux cavités glénoïdes, pour répondre à la surface articulaire inférieure de la première phalange.

Sa face inférieure offre deux condyles inégaux, qui s'articulent avec la troisième phalange et le petit sésamoïde.

Troisième phalange, phalangette, ou os du pied. Cet os représente un segment de cône très raccourci, obliquement tronqué en arrière, du sommet à la base. Sa *face antérieure*, convexe d'un côté à l'autre, criblée de porosités, présente de chaque côté: 1°, la *scissure préplantaire*; 2°, en dessous de cette scissure, l'*éminence patilobe*. Sa *face supérieure* présente deux cavités glénoïdes séparées par un léger relief médian. Sa *face inférieure*, excavée en voûte, est divisée en deux parties par la *crête semi-lunaire*. En arrière de la crête semi-lunaire se trouve une empreinte médiane et deux scissures latérales appelées scissures plantaires, aboutissant aux trous plantaires. Son *bord supérieur* présente, au milieu, l'éminence pyramidale de l'os du pied. Son *bord inférieur*, convexe, est percé de cinq à dix grands trous qui s'enfoncent dans l'os. Son *bord postérieur* présente une facette articulaire allongée transversalement et répondant à une semblable facette du petit sésamoïde. Ses *angles* latéraux donnent attache aux fibro-cartilages complémentaires de l'os du pied. On y remarque, en haut, l'apophyse basilaire, et en bas, l'apophyse retrossale, séparées l'une de l'autre par une profonde échancrure, parfois convertie en trou. A l'intérieur de l'os du pied on recontre une cavité appelée sinus semi lunaire.

Petit sesamoïde ou os naviculaire. Os court, allongé tranversalement, annexé à la 3e phalange dont il complète la surface articulaire.

Os du membre postérieur.

Coxal. Le coxal encore appelé os iliaque ou os inommé, résulte de la soudure, de trois os primitivement séparés : l'ilium, le pubis et l'ischium. Il répond, en haut, au sacrum, sur lequel il s'appuie, et, en bas, au fémur ; par sa partie interne, il s'unit à celui du côté opposé. Nous décrirons séparément les trois pièces qui le composent.

Ilium. L'Ilium forme la pièce antérieure du canal, celle qui répond au sacrum. C'est un os plat triangulaire, dirigé obliquement de haut en bas d'avant en arrière, et de dedans en dehors. Sa face externe ou supérieure porte le nom de fosse iliaque externe. Sa face interne ou inférieure offre 1° une portion externe lisse appelée surface iliaque ; 2° une portion interne rugueuse présentant, en arrière la facette auriculaire, qui répond à une surface analogue du sacrum.

Son bord antérieur est encore appelé crête de l'os iliaque. Son bord externe présente en dessous le trou nourricier. Son bord interne constitue la grande échancrure sciatique.

L'angle externe, ou épine iliaque antérieure et supérieure porte quatre tubérosités, l'interne ou épine iliaque postérieure et supérieure n'en présente qu'une ; le postérieur ou cotyloïdien, forme une partie de la cavité cotyloïde. Au dessus de cette cavité on remarque la crête sus cotyloïdienne, en dedans et en avant, la crête pectinale, ou ilio-pectinée. Des trois angles de l'ilium, le premier est encore appelé angle de la hanche et le second angle de la croupe.

Pubis. Le pubis, irrégulièrement triangulaire, est situé entre l'ilium et l'ischium.

Sa face supérieure, lisse et concave, concourt à former le plancher du bassin. L'inférieure est parcourue par une large gouttière, qui gagne le fond de la cavité cotyloïde, et loge le faisceau pubien du ligament coxo-fémoral. Son bord postérieur circonscrit antérieurement le trou ovalaire, sous pubien ou obturateur, l'interne se soude avec celui du pubis opposé.

Son angle externe encore appelé Angle cotyloïdien constitue l'arrière-fond de la cavité cotyloïde; le postérieur, uni avec l'angle antérieur interne de l'ischium, forme en dedans l'ouverture ovalaire.

Ischium. L'ischium situé en arrière du pubis et de l'ilium, est aplati de dessus en dessous et de forme quadrilatère. Sa face supérieure fait partie du plancher de la cavité pelvienne. Son bord antérieur circonscrit le trou ovalaire en arrière. Son bord postérieur forme, avec le bord analogue de l'os opposé, l'arcade ischiale; l'externe constitue la petite échancrure sciatique; l'interne s'unit à l'ischium de l'autre côté.

Son angle antérieur externe ou cotyloïdien fait partie de la cavité cotyloïde; le postérieur interne forme avec celui de l'autre ischium le sommet de l'arcade ischiale, le postérieur externe forme la tubérosité ischiatique.

Du coxal en général. La partie moyenne du coxal, fortement rétrécie, offre, en dehors et en bas, la cavité cotyloïde, destinée à recevoir la tête articulaire du fémur. L'extrémité postérieure est traversée du dessus au dessous par le trou souspubien.

Les deux coxaux, en s'unissant dans leur partie postérieure, forment la *symphyse ischio-pubienne ou pelvienne*.

Du bassin en général.

Le bassin est une sorte d'arrière cavité en forme de cône qui prolonge la cavité abdominale, au-dessous du sacrum et des premières vertèbres coccygiennes. On distingue dans le bassin des solipèdes, quatre plans ou faces et deux orifices appelés *détroits*:

Le détroit antérieur est presque circulaire surtout chez la jument. Il est délimité, en haut, par la face inférieure de la première vertèbre sacrée; en bas, par le bord antérieur du pubis, et, sur les côtés par une partie de la face interne des os iliaques et la face interne des crêtes pectinéales. Le détroit antérieur présente quatre diamètres, dont la connaissance importe en obstétrique:

1° Un diamètre *sacro-pubien*, s'étendant de la face inférieure du sacrum au bord antérieur de la symphyse pubienne.

2° Un diamètre *bis iliaque*, s'étendant d'une crête pectinéale à l'autre.

3° Deux diamètres *iléo-sacrés* s'étendant de la face inférieure d'une articulation sacro-iliaque à la crête iléo pectinée du coté opposé.

Le détroit postérieur est limité: par la face inférieure du sommet du sacrum, la face supérieure des ischions, les crêtes suscotyloïdiennes et la face interne des ligaments sacro-sciatiques.

La face supérieure de la cavité pelvienne est un peu concave; la face inférieure est concave d'un côté à l'autre; les faces latérales sont formées en grande partie par le ligament sacro-sciatique. En obstétrique on s'occupe de déterminer approximativement les diamètres du bassin sur l'animal vivant (Pelvimétrie).

Différence du bassin dans les deux sexes. Le bassin de la jument l'emporte sur celui du cheval par toutes ses dimensions. Chez la jument, les crêtes pectinéales sont très écartées, les échancrures sciatiques sont très profondes, le bord interne de l'ilium forme une ligne courbe régulière et fortement concave, les crêtes sus cotyloïdiennes, ou épines sciatiques, sont très écartées l'une de l'autre; l'arcade ischiale, plus large que chez le mâle, dessine une courbe régulière, les trous sous-pubiens sont larges et presque ronds. En résumé on reconnaîtra le bassin de la jument:

1° A la grande étendue des diamètres tranversaux;

2° A la profondeur et à la régularité de la concavité de l'échancrure sciatique.

3° A la largeur et à la forme concave de l'arcade ischiale.

4° A la disposition circulaire des trous sous-pubiens.

5° Au grand écartement des cavités cotyloïdes

Fémur. Le fémur est un os long, situé entre le coxal et le tibia. Sa face postérieure présente, comme particularités; 1°, une surface mamelonnée en dehors; 2°, une légère crête en dedans; 3°, une surface rugueuse en bas. Sur la limite de la face postérieure et de la face externe on trouve: en haut, la crête sous trochantérienne; en bas, la *fosse sus-condylienne*. Sur la limite de la face postérieure et de la face interne on rencontre, de haut en bas : 1°, le *trochantin* ou *petit trochanter*, grosse tubérosité rugueuse ; 2°, le trou nourricier de l'os ; 3°, la *crête sus-condylienne*.

L'extrémité supérieure porte 1°, en dedans, la *tête* qui répond à la cavité cotyloïde du coxal, et est creusée d'une fossette très profonde ; 2°, en dehors le *trochanter* ou *grand trochanter*, auquel on reconnait : un sommet, une convexité, une crête ; 3°, en arrière, la *fosse trochantérienne* ou *digitale*.

L'extrémité inférieure présente deux condyles et une trochlée. Les deux condyles sont séparés par l'échancrure intercondylienne. La trochlée est située en avant des condyles ; sa lèvre interne est plus épaisse et plus proéminente que l'externe. Elle sert au glissement de la rotule.

Tibia. Le tibia est un os long, situé entre le fémur et l'astragale. Son corps présente trois faces : l'externe, convexe ; la postérieure, sillonnée de nombreuses crêtes. Le bord antérieur du tibia forme, au-dessus, la crête du tibia ; l'externe, concave forme avec le péroné l'*arcade tibiale*.

L'extrémité supérieure présente trois tubérosités. L'antérieure qui se continue avec la crête tibiale est creusée d'une fosse à insertion ligamenteuse. Les deux tubérosités latérales, séparées par l'épine tibiale, répondent par leur face supérieure, aux condyles du fémur. L'externe s'articule en outre avec le péroné.

L'extrémité inférieure présente : 1° une surface articulaire formée par deux gorges profondes séparées par un tenon médian ; 2°, une tubérosité externe ; 3°, une tubérosité interne.

Pérone. Petit os situé en dehors du tibia avec lequel il forme l'arcade tibiale.

Rotule. Petit os situé en avant de la trochlée fémorale sur la surface de laquelle il glisse.

Tarse. Le tarse est formé par la réunion de six ou sept petits os, distribués sur deux rangées, entre le tibia et les métatarsiens.

La rangée supérieure comprend :

l'*astragale*, petit os dont la face antérieure et supérieure est conformée en poulie articulaire, pour répondre à l'extrémité inférieure du tibia. Cette poulie est oblique de dedans en dehors, son bord interne est plus prolongé en arrière que l'externe. Par sa face inférieure, l'astragale répond au scaphoïde, et par sa face postérieure, au calcaneum;

le *calcaneum*, petit os situé en arrière de l'astragale auquel il répond par sa face inférieure. Sa face interne, excavée, forme l'*arcade tarsienne*. Son extrémité supérieure, renflée, constitue le *sommet* du calcanéum.

La rangée inférieure est formée par :

le *cuboïde*, petit os situé du côté externe.

le *scaphoïde*, os aplati, situé entre l'astragale et le grand cunéiforme.

le *grand cunéiforme*, os aplati, situé entre le scaphoïde et les métatarsiens.

le *petit cunéiforme*, situé du côté interne.

Métatarsiens. Les trois os métatarsiens présentent la plus grande analogie avec les os métacarpiens. Le métatarsien principal est plus long et plus régulièrement cylindrique que le métacarpien. Sa surface articulaire supérieure est creusée dans son centre d'une large fossette d'insertion.

La première et la deuxième phalanges, du membre postérieur, diffèrent peu de celles du membre antérieur.

La troisième est moins évasée en arrière qu'en avant, sa forme se rapproche davantage de celle d'un V et sa face inférieure est plus concave.

Caractères différentiels des os du bœuf du mouton et du porc.

Vertèbres. Dans le bœuf et le mouton on compte treize vertèbres dorsales. Celles du bœuf sont plus longues et plus épaisses que celles du cheval. Le porc a quatorze vertèbres dorsales qui se rapprochent beaucoup de celles du bœuf par leur disposition générale.

- Le *sacrum* du bœuf est plus volumineux et plus courbe que celui du cheval. Les apophyses épineuses sont soudées sur toute leur longueur. A leur base et de chaque côté, on remarque une crête allongée. La base de l'os ne porte point de facettes latérales. Chez le mouton, la chèvre et le porc, le sacrum est constitué par quatre vertèbres seulement.

Tête. Dans le bœuf, l'*occipital* et le *pariétal* ne font pas partie de la face antérieure de la tête. Ces deux os concourent à former la base du *chignon*. Le *frontal*, extrêmement développé, occupe plus de la moitié de la face antérieure de la tête. Il porte les *chevilles osseuses* qui servent de support aux cornes. L'orifice inférieur du conduit dentaire supérieur est percé au-dessus de la première dent molaire. L'intermaxillaire est dépourvu d'alvéoles à son bord externe. La partie du bord postérieur du maxillaire inférieur qui est situé au-dessous des molaires est convexe. Chez le porc l'occipital porte une saillie transversale, formant le sommet de la tête. Le *pariétal* est très épais; le *frontal* fort étroit.

Le maxillaire supérieur présente, en avant, un relief volumineux formé par l'alvéole de la dent canine.

Scapulum. Chez le bœuf, le mouton et la chèvre le scapulum est plus régulièrement triangulaire que dans le cheval. L'épine se termine au-dessus de la cavité par une crête brusque et partage la surface externe de l'os en deux fosses qui sont entre elles comme 1 à 3. Dans le porc l'épine se renverse sur la fosse sous épineuse.

Humérus. Chez le bœuf, le mouton et la chèvre la coulisse bicipitale n'est point divisée en deux gorges par un relief médian. Le trochiter est énorme. Chez le porc, la tête de l'humérus est fortement renversée en arrière, ce qui augmente l'inflexion en S que l'os tend à décrire.

Cubitus et radius. Dans le bœuf, le mouton, la chèvre et le porc, le cubitus est plus fort que chez le cheval; il concourt, par son extrémité inférieure, à former la surface articulaire qui répond aux os du carpe.

Carpe. Il est constitué par six os chez le bœuf, le mouton et la chèvre; par huit os chez le porc.

Métacarpiens. Chez le bœuf, le mouton et la chèvre, il existe un seul métacarpien rudimentaire, situé en dehors. Le métacarpien principal est creusé, sur sa face antérieure, d'une scissure longitudinale aboutissant inférieurement à à un trou qui traverse l'os d'outre en outre. L'extrémité inférieure est divisée, par une échancrure profonde, en deux surfaces articulaires rappelant chacune la surface unique du cheval. Chacune d'elle répond à l'un des doigts, l'externe est toujours plus petite que l'interne. Le porc est pourvu de quatre métacarpiens.

Phalanges. Le bœuf, le mouton et la chèvre possèdent deux doigts parfaits. Chaque doigt comprend, comme le doigt unique du cheval, trois phalanges et trois sésamoïdes. Le porc présente *quatre* doigts complets articulés à la suite des métacarpiens.

Coxal. Chez le bœuf, l'ilium ne porte que trois tubérosités à l'épine iliaque antérieure et supérieure; le pubis manque de gouttière à sa face inférieure. Trois mamelons se présentent sur l'angle postérieur externe de l'ischium. Une protubérance se remarque sur le milieu de la face inférieure de la symphyse ischio-pubienne. Chez le mouton et chez la chèvre, les coxaux sont plus horizontaux que chez le bœuf. Chez le porc, il n'y a pas de protubérance en dessous sur la symphyse ischio-pubienne.

Fémur. Chez le bœuf, il n'y a point de crête sous-trochantérienne, et la fosse sus condylienne est peu profonde.

Tibia. Chez le bœuf, cet os n'offre pas de lignes rugueuses sur sa face postérieure.

Tarse. Il est composé de cinq os chez le bœuf le mouton et la chèvre.

Métatarsiens. Ils rappellent les métacarpiens.

Arthrologie.

On appelle *arthrologie* ou encore *syndesmologie* la partie de l'anatomie qui s'occupe de l'étude des articulations.

Les articulations prennent le nom de *diarthroses*, lorsque les pièces osseuses qui les constituent sont très mobiles. Ex. articulation coxo-fémorale. On les appelle *synarthroses*, *sutures*, lorsqu'elles ne permettent que des mouvements très bornés pour ainsi dire nuls. Ex. os de la tête. Enfin ce sont des *amphiarthroses* ou articulations mixtes, quand elles participent des synarthroses par la continuité établie entre les surfaces articulaires, et des diarthroses par l'étendue des mouvements qu'elles permettent. Ex. articulations des corps vertébraux chez le cheval.

Diarthroses. Dans les diarthroses, les surfaces articulaires sont dépourvues d'aspérités, et peuvent glisser avec la plus grande facilité sur les surfaces opposées. Les surfaces articulaires sont recouvertes par des lames de matière cartilagineuse (cartilage d'encroûtement), dont la face libre se distingue par un brillant et un poli remarquables. Plus épais au centre qu'à la circonférence, quand ils revêtent des éminences osseuses, ces cartilages présentent la disposition inverse, lorsqu'ils tapissent des cavités.

Ligaments. Ce sont des liens qui unissent entre elles les surfaces contigues des diarthroses. On les distingue en ligaments blancs et ligaments jaunes. Les premiers, formés de tissu fibreux blanc sont inextensibles (ex. ligaments périphériques); les seconds, formés de tissu fibreux jaune, jouissent d'une élasticité très prononcée; ils sont de véritables auxiliaires des puissances musculaires; (Ex. ligament cervical des solipèdes).

Capsules synoviales. Ce sont des membranes fort minces chargées de secréter la synovie. Elles se composent de deux couches: l'une profonde, formée par des faisceaux de tissu conjonctif, l'autre superficielle, formée par un épithélium pavimenteux simple. Les synoviales tapissent la face interne des ligaments, mais ne se prolongent pas sur la surface libre des cartilages d'encroûtement, comme le supposaient certains anatomistes; les cartilages sont bien à nu.

Les synoviales sont parfois munies de prolongements,

espèces de pelotons qui ont reçu le nom de *franges ou villosités synoviales*.

On donne le nom de *cul de sac synoviaux* aux prolongements extérieurs des synoviales articulaires.

La *synovie* est un liquide visqueux, jaunâtre, ressemblant beaucoup à l'huile, qui sert à lubrifier les surfaces articulaires sur lesquelles elle est versée.

Les mouvements dont les diarthroses sont le siège comprennent :

1° Le *glissement simple*.

2° La *flexion*, qui rapproche deux rayons osseux.

3° L'*extension*, qui écarte deux rayons osseux.

4° L'*adduction*, qui rapproche de la ligne médiane l'extrémité inférieure du rayon osseux.

5° L'*abduction*. Mouvement inverse du précédent.

6° La *circumduction*, ou mouvement en fronde.

7° La *rotation*, qui fait pivoter l'une des pièces sur l'autre.

Nomenclature. Le nom des articulations rappelle celui des pièces osseuses qui les forme. (Ex. articulation scapulo-humérale).

Articulations du rachis.

Articulations des vertèbres entre elles ou intervertébrales. Ce sont des amphiarthroses.

Union des vertèbres par leur corps. – Moyens d'union. 1° *Fibro cartilages intervertébraux*. Ce sont des disques circulaires qui séparent les surfaces articulaires. 2° *Ligament vertébral commun supérieur*. Il est étendu de l'axis au sacrum et logé dans le canal rachidien. Par sa face inférieure il s'attache sur les disques intervertébraux et la surface supérieure du corps des vertèbres. 3°, *Ligament vertébral commun inférieur*. Il est situé sous le rachis. Ce ligament ne commence que vers la sixième ou la huitième vertèbre dorsale. Il s'attache sur la crête inférieure du corps des vertèbres et sur les disques intervertébraux.

Union des vertèbres par leur partie spinale.

. Moyens d'union 1° Ligament commun surépineux). Le ligament, étendu du sacrum à l'occipital, se divise en deux portions : l'une postérieure ou ligament surépineux dorso-lombaire ; l'autre antérieure ou ligament surépineux cervical.

Le premier est un cordon de tissu fibreux blanc qui va de l'épine sacrée au tiers antérieur de la région dorsale. Il s'attache sur les apophyses épineuses des vertèbres qu'il rencontre.

Le second (ligament cervical), entièrement formé par du tissu fibreux jaune, se divise en une portion funiculaire et une portion lamellaire. La portion funiculaire, désignée généralement sous le nom de corde, s'étend directement des premières apophyses épineuses dorsales au sommet de la tête. En avant, elle s'attache sur la crête occipitale ; en arrière, elle se continue avec le ligament dorso-lombaire. La portion lamellaire, comprise entre la portion funiculaire, l'apophyse épineuse de la deuxième vertèbre dorsale et la tige cervicale, résulte de l'adossement de deux lames. Les fibres de la portion lamellaires partent des deux tiers postérieurs de la portion funiculaire et s'attachent, inférieurement, sur les apophyses épineuses des six dernières vertèbres cervicales. 2°. Ligaments interépineux. Ils s'attachent sur les bords opposés des apophyses épineuses qu'ils réunissent. Dans la région du cou ils sont jaunes et élastiques. 3°. Ligaments interlamellaires ou interannulaires. Situés entre les lames des vertèbres, ils sont jaunes et élastiques dans la région cervicale.

Capsules propres aux apophyses articulaires. Chaque apophyse articulaire antérieure est maintenue, par un lien direct (capsule périphérique), contre l'apophyse postérieure correspondante.

Des mouvements du rachis en général. Ils comprennent: 1°, la *flexion*, lorsque le rachis se vousse en contrebas; 2° l'*extension* ou mouvement inverse au précédent 3° l'*inclinaison latérale*; 4°, le mouvement de fronde, possible seulement aux deux extrémités de la colonne vertébrale.

Le ligament cervical est développé proportionnellement au poids de la tête, à l'horizontalité et à la longueur de l'encolure. Ce ligament, réduit à sa plus simple expression chez l'homme, se trouve, chez le boeuf, beaucoup plus développé que chez les solipèdes par suite du poids plus considérable de la tête.

Articulation axoïdo-atloïdienne: Moyens d'union. 1°, *Ligament odontoïdien.* Continu au ligament vertébral commun supérieur, ce ligament est fixé, en arrière, dans la gouttière supérieure de l'apophyse odontoïde, et, en avant, sur la crête transversale qui sépare en deux parties la face supérieure du corps de l'atlas. 2°. *Ligament axoïdo-atloïdien inférieur.* Il s'étend de la face inférieure de l'axis au tubercule inférieur de l'atlas. 3°. *Ligament axoïdo-atloïdien supérieur.* C'est le ligament interépineux des autres articulations cervicales. 4° *Ligament capsulaire.* Il clôture, par côtés, l'articulation axoïdo atloïdienne. La *Synoviale* de cette articulation tapisse tous les ligaments excepté l'axoïdo-atloïdien supérieur. Le mouvement dont elle est le siège est la rotation.

Articulation atloïdo occipitale. Moyens d'union: Un seul ligament capsulaire entourant l'articulation tout entière comme un véritable manchon. Synoviales: au nombre de deux; une pour chaque condyle et chaque cavité atloïdienne correspondante.

Mouvements: Extension, flexion, et inclinaison latérale.

Articulations des os de la tête entre eux. Ils forment des synarthroses.

Articulations temporo-maxillaire. Entre les surfaces articulaires se trouve interposé un fibro-cartilage, qui rend leur coaptation plus parfaite. Moyens d'union. Un ligament capsulaire qui entoure l'articulation de toute part. - Synoviales: au nombre de deux. Mouvements: abaissement, élévation, mouvements de latéralité et glissement horizontal.

Articulations du Thorax. On les divise en extrinsèques et intrinsèques. Les premières comprennent:

Les *articulations des côtes avec la colonne vertébrale ou vertèbres costales*, dans lesquelles on distingue: 1°, l'articulation costo-vertébrale, formée par la tête de la côte et la cavité intervertébrale. Moyens d'union: a/ un ligament interarticulaire, qui part de la rainure de la tête de la côte pour aboutir au bord supérieur du disque intervertébral. b/ un ligament périphérique inférieur, qui va de la tête de la côte sur le corps des deux vertèbres et le disque intervertébral: Synoviales. Une antérieure et une postérieure. 2° L'articulation costo-transversaire, formée par la tubérosité de la côte et l'apophyse transverse de la vertèbre. Moyens d'union : a/ un ligament transverso-costal postérieur, b/ un ligament transverso-costal antérieur. Synoviale : petite capsule.

Les articulations intrinsèques comprennent :

1° Les articulations sterno costales, formées par la réunion des huit premières côtes avec le sternum. Moyens d'union : a/ Ligaments sterno costal supérieur ; b/ un ligament sterno costal inférieur. Une synoviale existe pour chaque articulation.

Mouvements : Le thorax, considéré dans son ensemble, augmente ou diminue de diamètre principalement dans le sens antéro postérieur et dans le sens transversal. La dilatation du thorax dans les mouvements d'inspiration est produite par le redressement des côtes, qui sont tirées en avant par leur partie moyenne et pivotent sur leurs extrémités. Le renversement du thorax dans les mouvements d'expiration est produit par un mécanisme inverse du précédent. Dans l'inspiration, le sternum se déplace légèrement en avant. Chez l'homme, ce déplacement du sternum est très prononcé.

Articulations des membres antérieurs.

Articulation scapulo-huméral. Moyens d'union. Un seul ligament capsulaire, dont l'ouverture inférieure embrasse la tête de l'humérus tandis que la supérieure s'ensere au dessus du sourcil de la cavité glénoïde. Cette articulation est consolidée par les puissances musculaires qui l'entourent. Synoviale : Elle tapisse la face interne de la capsule périphérique. Mouvements : Extension, flexion, abduction, adduction, circumduction et rotation.

Articulation du coude ou huméro radiale. *Moyens d'union*. 1°, un ligament latéral externe, gros funicule qui s'attache en haut sur la crête qui limite en dehors et en arrière la gouttière de torsion de l'humérus; en bas, sur le tubercule externe et supérieur du radius. 2°, un ligament latéral interne, également funiculaire, qui part de la petite tubérosité placée en dedans de la surface articulaire inférieure de l'humérus, et descend, en s'élargissant, sur l'os principal de l'avant-bras, pour s'attacher sous la tubérosité bicipitale. 3° un ligament antérieur ou capsulaire, attaché par son bord inférieur au pourtour antérieur de la surface radiale, et, par son bord supérieur, au pourtour antérieur de la surface articulaire inférieure de l'humérus. Il se confond sur les côtés avec les deux ligaments latéraux. *Synoviale*: Elle tapisse la face interne des trois ligaments et forme en arrière trois grands culs-de-sac. *Mouvements*: flexion et extension. Ce dernier mouvement est borné par la réception du bec de l'olécrane dans la fosse olécranienne).

Articulation radio-cubitale. Ces deux os sont soudés de bonne heure et le ligament inter osseux qui les réunit, dans le jeune âge, s'ossifie.

Articulations du carpe.

Articulations qui unissent entre eux les os de la première rangée.. Ces os au nombre de quatre, sont maintenus en rapport par six ligaments, trois antérieurs et trois inter osseux. Les premiers représentent de petites bandelettes aplaties, qui se portent du premier au second os, du second au troisième et de celui-ci au quatrième. Les seconds s'implantent dans les rainures d'insertion qui séparent les facettes diarthrodiales.

Articulations qui unissent entre eux les os de la deuxième rangée. Ce sont des arthrodies, tout-à-fait semblables aux précédentes assujetties par deux ligaments antérieurs et deux ligaments interosseux.

Articulation radio carpienne. Moyens d'union: Trois ligaments: le premier étendu du radius au quatrième os supérieur; le deuxième, de l'os sus carpien au côté externe de l'extrémité inférieure du radius; le troisième, du radius au troisième os. *Synoviale:* Elle tapisse les trois ligaments décrits, les quatre ligaments communs, et la face supérieure des ligaments interosseux.

Articulation des deux rangées entre elles. Moyens d'union. Trois ligaments particuliers: Le premier va du quatrième os de la rangée supérieure, au second et troisième de la rangée inférieure; le second, du second os de la rangée supérieure, au second de la rangée inférieure; le troisième, de l'os sus carpien, à la tête du métacarpien externe. *Synoviale:* Elle tapisse tous les ligaments et se prolonge, en haut et en bas, entre les os carpiens pour favoriser le glissement de leurs facettes articulaires. Elle communique avec la synoviale de l'articulation tarso métatarsienne.

Articulation carpo métacarpienne. Moyens d'union. 1° Deux ligaments antérieurs. L'un va du deuxième os au métacarpien principal; l'autre, du premier os à la tête du métacarpien externe. 2°, Deux ligaments interosseux, qui peuvent manquer. *Synoviale.* Elle communique avec la synoviale de l'articulation précédente.

Ligaments communs aux trois articulations précédentes. Ils sont au nombre de quatre.

1° *Ligament latéral externe*. Gros cordon partant de la tubérosité externe et inférieur du radius, et se terminant sur la tête du métacarpien correspondant.

2° *Ligament latéral interne*. Il part de la tubérosité interne du radius et se termine sur l'extrémité supérieure du métacarpien médian et du métacarpien interne.

3° *Ligament antérieur ou capsulaire*. Lien membraneux qui recouvre la face antérieure des articulations carpiennes. Il est attaché, par son bord supérieur, sur le radius, et, par l'inférieur, sur l'extrémité supérieure du métacarpien principal.

4° *Ligament postérieur*. L'un des plus forts de l'économie animale. Il recouvre la face postérieure du carpe en nivelant les aspérités qui la hérissent. Il s'insère, en haut, sur la crête transversale qui surmonte la surface articulaire du radius; dans sa partie moyenne sur tous les os carpiens; en bas, sur la tête du métacarpien principal. Inférieurement il adhère fortement à l'origine du ligament suspenseur du boulet.

Mouvement des articulations carpiennes. Les articulations carpiennes sont le siège de deux mouvements principaux, la flexion et l'extension, auxquels s'ajoutent trois mouvements accessoires fort bornés: l'adduction, l'abduction et la circumduction. Ces mouvements se passent principalement dans la diarthrose radio carpienne et dans la charnière imparfaite qui réunit les deux rangées d'os carpiens.

Articulation métacarpo-phalangienne. *Moyens d'union*. Pour l'articulation des grands sésamoïdes avec la première phalange, on compte six ligaments;

appelés ligaments sésamoïdiens. 1°, Ligament intersésamoïdien. Constitué par de la substance fibro cartilagineuse entourant les sésamoïdes après s'être fixée solidement sur leur face interne. En arrière ce ligament forme la coulisse sur laquelle glissent les tendons fléchisseurs.. 2° Trois ligaments sésamoïdiens inférieurs. a/ le ligament superficiel, qui naît de la masse fibreuse qui complète en arrière la surface articulaire supérieure de la seconde phalange et s'élève jusqu'à la base des grands sésamoïdes, sur lesquels il s'insère. - b/ le ligament moyen, formé de trois faisceaux, qui vont de la face postérieure de la première phalange à la base des sésamoïdes. c/ le ligament profond, constitué par deux petites bandelettes croisées en sautoir, qui vont de l'extrémité supérieure de la première phalange à la base des grands sésamoïdes.. 2°, Les ligaments sésamoïdiens latéraux, qui vont de la face externe de chaque grand sésamoïde aux tubercules d'insertion que la première phalange présente sur les côtés de son extrémité supérieure.

Ligaments destinés à unir les deux surfaces articulaires. Ils sont au nombre de quatre:

1° *Ligaments latéraux*. Ils s'attachent: en haut, sous le bouton du métacarpien latéral et dans l'excavation latérale de l'extrémité inférieure du métacarpien principal, en bas, sur le grand sésamoïde et l'extrémité supérieure de la première phalange.

2° *Ligament antérieur*. Il enveloppe la face antérieure de l'articulation. Il s'attache, par son bord supérieur, sur le contour antérieur de la surface articulaire métacarpienne et, par son bord inférieur, sur la première phalange.

3°. Ligament postérieur. Encore appelé ligament suspenseur du boulet; il représente une forte lanière comprise entre les deux métacarpiens latéraux, en arrière du métacarpien médian. Il s'attache, en haut, sur le premier et le deuxième os de la rangée carpienne et à la face postérieure du métacarpien principal. Son extrémité inférieure se divise et ses deux branches, après s'être fixées sur le sommet des os sésamoïdes, se réunissent, chacune de son côté, au tendon de l'extenseur antérieur des phalanges.

Synoviale. Elle se prolonge en cul-de-sac entre les branches terminales du ligament précédent et la face postérieure du métacarpien principal. C'est la dilatation de ce cul-de-sac qui produit les molettes articulaires.

Mouvement: Extension et flexion.

Articulation de la première phalange avec la seconde ou première articulation interphalangienne. Moyen d'union. Deux ligaments latéraux, qui s'insèrent, supérieurement, sur les tubercules latéraux de la première phalange et, en bas, sur les côtés de la seconde phalange.

Synoviale. Elle tapisse les ligaments et forme en arrière un cul-de-sac adossé à la face postérieure de la première phalange.

Mouvements: Extension et flexion.

Articulation de la seconde phalange avec la troisième ou articulation du pied. Moyen d'union: Cinq ligaments. 1°, Ligament interosseux. Il va de la rainure antérieure du petit sésamoïde au bord postérieur et à la face inférieure de la troisième phalange. Ce ligament est tapissé, sur sa face supérieure, par la synoviale articulaire et, sur sa face inférieure, par la *petite gaine sésamoïdienne*.

2°. Ligaments latéraux antérieurs. Larges faisceaux attachés, par leur extrémité supérieure, sur les empreintes latérales de la seconde phalange et, par leur extrémité inférieure, sur les deux cavités creusées à la base de l'éminence pyramidale de l'os du pied. Chaque ligament est recouvert, en partie, par le fibro cartilage complémentaire de ce dernier os. 3°. Ligaments latéraux postérieurs. Chacun d'eux est constitué par le prolongement du ligament latéral de la première articulation inter-phalangienne, qui se fixe, inférieurement, sur l'extrémité et le bord supérieur du sésamoïde. Il envoie un court faisceau à l'apophyse rétrossale. *Synoviale*. Elle présente, en arrière, un vaste cul-de-sac, qui remonte à la face postérieure de la seconde phalange.

Mouvements: Extension et flexion.

Articulations des membres postérieurs.

Articulations du bassin. 1°. *Articulation sacro iliaque*, formée par le sacrum et le coxal. *Moyen d'union*. *Quatre ligaments*. a/ Ligament sacroiliaque. Il enveloppe l'articulation de toutes parts. b/ Ligament ilio sacré supérieur. Il va de l'angle interne de l'ilium à l'épine sacrée. c/ Ligament ilio sacré inférieur. Il s'attache, par son bord antérieur, sur la moitié supérieure du bord ischiatique et, par son bord inférieur, sur la lèvre rugueuse qui borde le sacrum latéralement. d/ Ligament sacro sciatique ou ischiatique. Son bord supérieur s'attache à la crête rugueuse et latérale du sacrum, l'inférieur, sur la crête sus cotyloïdienne et sur la tubérosité ischiatique.

Mouvements: glissement fort restreint.

Chez les solipèdes adultes, les deux coxaux sont unis l'un à l'autre par la *symphyse ischio pubienne*.

Articulation coxo fémorale. Le sourcil de la cavité cotyloïde est bordé par un fibro cartilage complémentaire nommé *bourrelet cotyloïdien* qui convertit l'échancrure cotyloïdienne en un trou. *Moyens d'union*. 1° Une *capsule périphérique* embrassant la tête du fémur, par son ouverture inférieure, et s'attachant, par son ouverture opposée, sur le sourcil de la cavité cotyloïde et sur le fibro cartilage qui protège celui-ci. 2° Un *ligament coxo fémoral*, situé entre les surfaces osseuses. Il se divise chez les solipèdes en un faisceau cotyloïdien, entièrement caché dans l'intérieur de l'articulation, et un faisceau pubien, qui part de la fossette creusée sur la tête du fémur, se loge dans la gouttière inférieure du pubis, et va se confondre avec le tendon prépubien des muscles abdominaux. C'est l'absence du faisceau pubien chez les ruminants, qui explique la facilité avec laquelle ils donnent des *coups de pied en vache*. *Synoviale*: Elle tapisse la face interne du ligament capsulaire.

Mouvements: Flexion, extension, abduction, adduction, circumduction et rotation.

Articulation fémoro tibiale. Entre les facettes tibiales et les condyles du fémur se trouvent deux pièces fibreuses désignées sous le nom de *ménisques interarticulaires*, destinés à assurer la coaptation des surfaces articulaires.

Moyens d'union. 1° *Ligaments qui attachent la rotule au tibia*. Ils sont au nombre de *trois* désignés par l'épithète générique de *rotuliens*. a/ Le ligament rotulien externe, qui va de la rotule au point culminant de la tubérosité antérieure du tibia. b/ Le ligament rotulien interne, qui va de la rotule au côté interne de la tubérosité antérieure du tibia. c/ Le ligament rotulien médian, qui va de la rotule à la fossette creusée au milieu de la tubérosité antérieure du tibia.

2° *Ligaments qui unissent l'os de la cuisse aux os de la jambe.* Ils sont au nombre de six. a/ *Capsule fémoro rotulienne.* Elle s'attache autour de la trochlée fémorale et sur la périphérie de la surface rotulienne. b/ *Ligaments fémoro tibiaux.* Ligaments latéraux. Ils sont situés aux extrémités de l'axe transversal de l'articulation. L'externe s'attache en haut sur l'une des facettes creusées sur le condyle externe du fémur, en bas sur la tête du péroné. L'interne va de l'éminence d'insertion du condyle interne aux empreintes dont est parsemée la tubérosité tibiale interne. c/ *Ligament postérieur.* C'est un ligament capsulaire qui entoure la face postérieure de l'articulation, et s'insère sur le fémur, au dessus des condyles et sur le tibia. d/ Les *ligaments* interosseux ou ligaments *croisés* distingués en antérieur et postérieur. L'antérieur, part du fond de l'échancrure intercondylienne pour s'attacher dans la rainure creusée sur le sommet de l'épine tibiale. Le postérieur, part de l'éminence située en arrière de la facette tibiale interne et se rend au fond de l'échancrure intercondylienne.
Synoviales. On en compte trois: une supérieure et deux latérales. La première sert à la rotule, les deux autres à la jointure fémoro tibiale.

Mouvements. Flexion, extension, rotation.

Articulation tibio tarsienne. Moyens d'union: Sept

ligaments. 1°, *Ligament latéral externe*. Il s'attache, par sa partie supérieure, sur la tubérosité externe du tibia et, inférieurement, sur l'astragale, le calcanéum, le cuboïde, le métatarsien médian et le métatarsien rudimentaire externe. 2°. *Ligament latéral interne*. Il va de la tubérosité interne et inférieure du tibia, à l'astragale, au calcanéum, au scaphoïde et aux deux cunéiformes. 3°, *Ligament antérieur*. Attaché, par son bord supérieur, au dessus et en avant de la surface tibiale, fixé, par son bord inférieur, sur l'astragale, le scaphoïde, le grand cunéiforme et le ligament astragalo métatarsien. 4°. *Ligament postérieur*. Il protège l'articulation en arrière. Il s'attache en haut sur le tibia, en bas sur l'astragale et le calcanéum.

Synoviale. Cette membrane se développe à la face interne des deux ligaments capsulaires. Quand elle devient le siège d'une hydropisie, elle se distend toujours en avant et en dedans, mais elle peut aussi soulever le ligament postérieur et faire hernie dans le creux du jarret.

Mouvements: Flexion et extension.

Articulation calcaneo astragalienne. Elle comprend quatre ligaments. 1°, Ligaments astragalo calcanéen supérieur; 2°, Deux ligaments latéraux et un ligament interosseux.

Mouvements presque nuls.

Articulation des os de la seconde rangée.

Elle comprend: 1° Un ligament cuboïdo scaphoïdien; 2°. Un ligament cuboïdo cunéen; 3° Un ligament interosseux scaphoïdo cunéen; 4° Un ligament interosseux inter cunéen. etc.

Mouvements presque nuls.

Articulation des deux rangées entre elles.

Elle comprend : 1° Deux ligaments latéraux superficiels de l'articulation tibio tarsienne. 2° Le ligament calcanéo métatarsien qui va du calcanéum au cuboïde et à la tête du métatarsien rudimentaire externe. 3° Le ligament astragalo métatarsien qui va de la tubérosité interne de l'astragale sur le scaphoïde, le grand cunéiforme et l'extrémité supérieure du métatarsien principal. 4° Le ligament tarso métatarsien postérieur, qui unit en arrière tous les os tarsiens et qui les fixe aux trois pièces du métatarse. 5° Un ligament interosseux. Mouvements presque nuls.

Myologie.

La Myologie est la partie de l'anatomie qui s'occupe de l'étude des muscles. Les muscles sont des organes contractibles chargés de mettre en mouvement les leviers osseux.

On distingue des muscles lisses ou de la vie végétative soustraits à l'influence de la volonté (Ex. vessie), et des muscles striés ou de la vie animale, qui se contractent sous l'influence de la volonté.

Muscles striés. Volume. Il est très variable. La masse totale des muscles représente à peu près la moitié du poids total du corps.

Situation. 1° Par rapport au plan médian (muscles pairs ou impairs) 2° Par rapport à d'autres organes.

Forme. Sous le rapport de la forme les muscles se divisent en longs, larges et courts.

Direction. Un muscle peut être rectiligne, curviligne,

circulaire, infléchi, plat, concave, vertical, oblique, horizontal.

Attaches ou insertions. On désigne sous le nom d'*insertion fixe* ou encore d'*origine* le point du muscle qui reste le plus habituellement fixe pendant que cet organe se raccourcit. On appelle *insertion mobile* ou encore *terminaison* celui qui répond au levier déplacé par la contraction musculaire. On rencontre souvent des muscles dont les deux insertions sont alternativement ou fixes ou mobiles. Le plus souvent, les muscles sont fixés aux os par l'intermédiaire d'un *tendon* ou d'une *aponévrose*, dont le volume est moins considérable que celui des fibres charnues.

Rapports. La connaissance des rapports des muscles est d'une grande importance pour le chirurgien mais n'a aucun intérêt pour nous.

Nomenclature. Ce fut Sylvius qui, le premier, imposa des noms aux muscles en se basant sur leur forme, leur direction, leur position, leurs usages. Plus tard, Chaussier, donna à chaque muscle un nom formé de deux mots rappelant les insertions de l'organe. Girard importa cette idée ingénieuse en anatomie vétérinaire, mais, bien que facilitant considérablement la mémoire la nomenclature de Girard n'est guère suivie en vétérinaire où l'on s'en tient toujours aux noms donnés par Cl. Bourgelat, l'illustre fondateur des écoles vétérinaires françaises.

Structure des muscles. Tissu musculaire. L'élément du tissu musculaire, c'est la *fibre musculaire*, sorte de cylindre irrégulier strié soit dans le sens longitudinal, soit dans le sens transversal, soit dans les deux sens à la fois.

Cette fibre est formée par une enveloppe et un contenu. L'enveloppe désignée sous le nom de sarcolemme ou de myolemme, porte, à sa face interne, des noyaux aplatis et ovales, en plus ou moins grand nombre. Le contenu ou la substance musculaire se décompose très facilement en fibrilles parallèles. Les fibres musculaires se réunissent parallèlement en faisceaux secondaires, entourés d'une gaine conjonctive, qu'on appelle périmysium interne. La gaine conjonctive qui enveloppe le muscle est désignée sous le nom de pérymisium externe.

Tendons et aponévroses. Les tendons sont des cordons d'un blanc nacré composés de faisceaux de fibres conjonctives et fixés sur les extrémités des muscles longs. Les aponévroses appartiennent presqu'exclusivement aux muscles larges.

Mode d'union des muscles et des tendons. L'union du tissu musculaire avec le tissu fibreux semble s'opérer par l'intermédiaire d'une sorte de ciment amorphe; elle est très solide; aussi, la rupture d'un muscle, quand elle se produit, ne s'observe-t-elle jamais au niveau de cette union. Les tendons commencent tantôt par un cône creux qui reçoit, sur sa face interne, l'insertion des fibres charnues, tantôt par une pointe amincie, souvent divisée, qui se plonge dans l'épaisseur du muscle. Un muscle pourvu de deux tendons présente la première disposition à l'une de ses extrémités et l'autre disposition à l'extrémité opposée; en sorte que toutes les fibres charnues qui composent ce muscle, offrent à peu près la même longueur; celles qui partent du sommet du tendon intérieur allant se fixer au fond du cône creux formé par le second tendon et réciproquement. Quand un muscle est partagé en deux corps charnus ou ventre par un tendon médian, il prend le nom de digastrique.

Un muscle en se contractant se raccourcit d'environ un quart de la longueur des fibres contractibles.

Vaisseaux et nerfs. Le tissu musculaire reçoit des artères, des veines, des lymphatiques et des nerfs.

Usages des muscles. Pour déterminer le rôle ou les usages des muscles, il suffit de connaître leurs insertions et le mode d'articulation des os sur lesquels ils s'attachent. Il y a des muscles fléchisseurs, extenseurs, abducteurs, rotateurs, etc. c'est-à-dire pour tous les mouvements dont les articulations sont le centre.

On retrouve dans l'appareil locomoteur les trois formes de leviers admises par les physiciens: 1°. Levier inter-résistant (Pied); 2°. Levier interfixe (Pied); 3°. Levier interpuissant (mâchoire inférieure).

Aponévroses de contention. Ce sont des feuillets ou fascia de tissu fibreux blanc qui enveloppent en commun tous les muscles d'une même région ou de plusieurs régions adjacentes (Ex. rayons inférieurs des membres).

Bourses séreuses. Ce sont de petites cavités pleines d'un liquide séreux, qui servent à faciliter le glissement des muscles sur des surfaces résistantes.

Gaines et synoviales tendineuses. On appelle gaines tendineuses, des coulisses de glissement, moitié osseuses, moitié fibreuses, quelquefois exclusivement fibreuses dans lesquelles passent les tendons.

Les synoviales tendineuses sont des membranes séreuses qui tapissent les gaines tendineuses et les tendons, dans les points où ces deux parties se correspondent. Lorsqu'elles enveloppent complètement le tendon, elles sont dites vaginales.

Des muscles en particulier.

Muscles du tronc.

Pannicule charnu. Situé à la face interne de la peau, sur le côté du thorax et de l'abdomen, ce muscle s'attache à la face interne de la peau et prend de plus une insertion fort remarquable sur l'humérus.

Usages. Fait trémousser la peau pour empêcher les insectes de venir se poser à la surface du corps.

Région cervicale.

Trapèze. Muscle superficiel situé sur les côtés de l'encolure et du garrot. Forme triangulaire.

Attaches. Il se fixe sur la corde du ligament cervical et le sommet des apophyses épineuses des premières vertèbres dorsales. Inférieurement sur la tubérosité de l'épine acromienne.

Usages. Il élève l'épaule.

Rhomboïde. Situé à la face interne du trapèze et du cartilage de prolongement de l'omoplate.

Attaches. En haut, sur la portion funiculaire du ligament cervical et sur le sommet des apophyses épineuses des premières vertèbres dorsales. En bas à la face interne du cartilage de prolongement de l'omoplate.

Usages. Il tire l'épaule en haut et en avant.

Angulaire de l'omoplate. Situé en avant de l'épaule.

Attaches. Il prend son origine sur les apophyses transverses des cinq dernières vertèbres cervicales et va s'insérer sur la surface triangulaire antérieure de la face interne de l'omoplate.

Usages. Il tire en avant l'extrémité supérieure du scapulum. Si son point fixe est à l'épaule, il peut opérer l'extension et l'inclinaison latérale de l'encolure.

Splenius. Situé entre la corde du ligament cervical et les apophyses transverses des quatre premières vertèbres cervicales.

Attaches. Il se fixe, par son bord supérieur, sur la lèvre du ligament cervical et sur le sommet des apophyses épineuses des premières vertèbres dorsales. En avant, sur la crête mastoïdienne et les apophyses transverses des 2e, 3e, 4e, et 5e vertèbres cervicales.

Usages. - Il étend la tête et le cou.

Grand complexus. Muscle puissant, compris entre la face interne du splénius et le ligament cervical. Divisé en deux portions inégales.

Insertions fixes. 1° Sur le sommet des apophyses épineuses des premières vertèbres dorsales; 2° Sur les apophyses transverses de ces mêmes vertèbres; 3° Sur les tubercules articulaires des vertèbres cervicales.

Insertion mobile. Sur la face postérieure de la protubérance occipitale externe.

Usages. Puissant extenseur de la tête.

Petit complexus. Ce muscle longe le bord antérieur du grand complexus. Il est divisé en deux portions.

Insertions fixes. 1°, Sur les apophyses transverses des deux premières vertèbres dorsales. 2° Sur les tubercules articulaires des vertèbres cervicales.

Insertions mobiles. 1° Apophyse mastoïde du temporal; 2°, Apophyse transverse de l'atlas.

Usages. Il incline de côté la tête et la partie supérieure de l'encolure. Léger extenseur de la tête.

Transversaire épineux du cou. Situé sur les lames des cinq dernières vertèbres du cou. Formé de cinq faisceaux attachés, par leur extrémité postérieure, sur les cinq derniers tubercules articulaires de la région cervicale et, par leur extrémité antérieure, sur les apophyses épineuses des vertèbres qui les précèdent immédiatement.

Usages. Extenseur et inclinateur de la tige cervicale.

Grand oblique de la tête. Appliqué sur la face supérieure des deux premières vertèbres du cou.

Attaches. Sur la face supérieure de l'apophyse transverse de l'atlas et sur la face externe de apophyse épineuse de l'axis.

Usages. Il fait pivoter l'atlas sur l'apophyse odontoïde de l'axis.

Petit oblique. Ses fibres vont de l'apophyse transverse de l'atlas à l'apophyse styloïde de l'occipital et à la crête mastoïdienne.

Usages. Il incline la tête en l'étendant légèrement.

Grand droit postérieur de la tête. Attaches : Par son extrémité postérieure, sur toute l'étendue de la lèvre raboteuse qui termine l'apophyse épineuse de l'axis et, par son extrémité antérieure, sur l'occipital.

Usages. Opère l'extension de la tête.

Peaucier du cou. C'est une expansion membraniforme, partie charnue, partie aponévrotique, qui recouvre les muscles de l'encolure, du fond de l'auge et de la face. Le peaucier du cou affermit la contraction des muscles qu'il recouvre et tire en arrière la commissure des lèvres.

Mastoïdo huméral. Etendu du sommet de la tête à la partie inférieure du bras, ce muscle est appliqué sur l'angle scapulo huméral et le côté de l'encolure.

Attaches. En haut, sur l'apophyse mastoïde, la crête mastoïdienne et l'apophyse transverses, des quatre premières vertèbres cervicales. En bas, sur le bord saillant qui limite en avant la gouttière de torsion de l'humérus.

Usages. Quand son point fixe est supérieur, il porte en avant le membre antérieur tout entier. Ce muscle joue un rôle important dans la locomotion. C'est lui qui agit quand l'animal soulève le membre de devant pour entamer le terrain. Si le point fixe du muscle est au membre, il incline de côté la tête et le cou.

Sterno maxillaire. Muscle étroit situé en avant du cou, attaché inférieurement sur le prolongement trachélien du sternum et fixé supérieurement à l'angle de la mâchoire inférieure. Le bord externe de ce muscle, parallèle au bord antérieur du mastoïdo huméral, limite avec lui une dépression longitudinale appelée gouttière jugulaire, parce qu'elle loge la veine du même nom.

Usages. Il fléchit la tête.

Sterno hyoïdien. Sterno thyroïdien. Petits muscles rubanés longs et grêles situés en avant de la trachée, s'attachant par leur extrémité inférieure sur l'appendice antérieur du sternum, et par leur extrémité supérieure, le premier sur l'hyoïde, le second sur le cartilage thyroïde.

Usages. Abaisseurs de l'hyoïde et du larynx.

Omoplat hyoïdien ou Sous scapulo hyoïdien. Ce muscle est appliqué sur le côté de la trachée dont il croise très légèrement la direction.

Attaches. A la face interne du sous scapulaire et à la face inférieure du corps de l'hyoïde. Ce muscle sépare la veine jugulaire de l'artère carotide dans la moitié supérieure du cou.

Usages. Abaisseur de l'hyoïde.

Grand droit antérieur de la tête. Il s'attache sur les apophyses transverses des troisième, quatrième et cinquième vertèbres cervicales, sur le corps du sphénoïde et l'apophyse basilaire.

Usages. Il fléchit la tête.

Scalène. Situé à la partie inférieure du cou.

Attaches. Sur les apophyses transverses des quatre dernières vertèbres cervicales, et sur le bord antérieur et la face externe de la première côte.

Usages. Quand le point fixe est à la première côte ce muscle fléchit l'encolure en l'inclinant de côté. Lorsqu'il prend son point d'appui sur le cou, il tire en avant la première côte et favorise l'action inspiratrice des intercostaux externes.

Long du cou. Muscle impair recouvrant la face inférieure de toutes les vertèbres cervicales et des six premières dorsales.

Attaches. Sur la face inférieure du corps des six premières vertèbres dorsales, sur les apophyses transverses des six dernières vertèbres cervicales et à la crête inférieure du corps de ces six premières.

Usages. Il fléchit l'encolure tout entière et les vertèbres cervicales les unes sur les autres.

Grand dorsal. Très large muscle étendu sur les reins, le dos, le côté du thorax et formé d'une aponévrose et d'une portion charnue.

Attaches. Par son bord supérieur, sur le sommet des apophyses épineuses de toutes les vertèbres lombaires et des quatorze ou quinze dernières dorsales. Inférieurement, ce muscle s'insère sur la tubérosité située en dedans du corps de l'humérus.

Usages. Il porte le bras en arrière et en haut.

Muscle annexe du grand dorsal ou long extenseur de l'avant bras. Ce muscle s'attache au bord postérieur du scapulum et au bord postérieur de l'olécrane ainsi qu'à l'aponévrose antibrachiale.

Usages. Il étend l'avant-bras et opère la tension de l'aponévrose antibrachiale.

Petit dentelé antérieur de la respiration. Situé sous le rhomboïde et le grand dorsal. Ses fibres se dirigent obliquement d'avant en arrière et de haut en bas.

Attaches. Sur le sommet des apophyses épineuses des vertèbres dorsales antérieures jusqu'à la treizième inclusivement. L'insertion mobile a lieu sur la face externe et le bord antérieur des neuf côtes qui suivent la quatrième.

Usages. Inspirateur.

Petit dentelé postérieur de la respiration. Situé en arrière à la suite du précédent. Ses fibres sont dirigées à peu près verticalement.

Attaches. Sur les apophyses épineuses des dernières vertèbres dorsales à partir de la dixième et sur quelques vertèbres lombaires. Inférieurement, à la face externe et au bord postérieur des neuf dernières côtes.

Usages. Expirateur.

Ilio-spinal. C'est le plus puissant et le plus complexe de tous les muscles de l'économie. Il s'étend depuis le bord antérieur de l'ilium jusqu'au milieu de la tige cervicale.

Attaches : 1° Sur le bord lombaire, l'angle externe et la face interne de l'ilium, sur le ligament sacro iliaque et sur le sacrum ; 2° sur les apophyses épineuses et les apophyses tranverses de toutes les vertèbres lombaires et dorsales et des quatre dernières cervicales ; 3° sur la surface externe des quinze ou seize dernières côtes.

Usages. C'est un extenseur énergique de la colonne vertébrale qu'il incline de côté quand il agit seul.

Intercostal commun. Accolé au bord externe de l'ilio spinal.

Attaches. Les différents faisceaux qui constituent ce muscle naissent et se terminent successivement sur la face externe des côtes.

Usages. Il abaisse les côtes et peut étendre la portion dorsale du rachis.

Transversaire épineux du dos et des lombes. Il continue en arrière le transversaire épineux du cou.

Attaches. Sur la lèvre latérale du sacrum, sur les tubérosités articulaires des vertèbres lombaires et les apophyses transverses des vertèbres dorsales. En haut, sur les apophyses épineuses des vertèbres sacrées, lombaires et dorsales.

Usages. Extenseur du rachis.

Grand psoas. Long muscle appliqué sous les apophyses transverses des vertèbres lombaires.

Attaches. 1° Par l'extrémité antérieure de ses faisceaux charnus, sur le corps des deux dernières vertèbres dorsales et de toutes les vertèbres lombaires, moins la dernière, et à la face inférieure des deux dernières côtes et des apophyses transverses des vertèbres lombaires; 2° par son tendon postérieur, au trochantin.

Usages. Fléchisseur et rotateur en dehors de la cuisse quand son point fixe est aux lombes, ce muscle fléchit la région lombaire, quand il prend son appui sur la cuisse.

Psoas iliaque. Situé sur la face interne de l'ilium.

Attaches. Il prend son insertion fixe sur toute la surface iliaque, sur l'angle externe de l'ilium, le ligament sacro iliaque et la crête iléo pectinée. Il opère son insertion mobile au trochantin.

Usages. Fléchisseur et rotateur en dehors de la cuisse.

Petit psoas. Situé au côté interne du grand psoas.

Attaches. 1° Sur le corps des trois ou quatre dernières vertèbres dorsales et de toutes les vertèbres lombaires; 2° sur l'éminence iléo pectinée et sur l'aponévrose lombo iliaque.

Usages. Quand son point fixe est aux lombes il fléchit le bassin sur le rachis. S'il prend son point d'appui sur le bassin, il opère la voussure et l'inclinaison latérale de la région lombaire.

Sacro coccygiens. Eu égard à leur position on divise ces muscles en sacro coccygien supérieur, qui élève la queue, sacro coccygien inférieur, qui abaisse la queue, et sacro coccygien latéral, qui possède l'inclinaison latérale de la queue.

Région de la tête.

Labial ou orbiculaire des lèvres. Muscle disposé en sphincter au pourtour de l'ouverture antérieure de la bouche. Ses fibres composantes affectent la forme circulaire. Il est en rapport, par sa face externe, avec la peau.

Usages. Ce muscle joue le rôle d'un constricteur de l'ouverture antérieure de la bouche et remplit des usages complexes, soit dans la succion, soit dans la préhension des aliments, soit dans la mastication.

Zygomato labial. Très petit muscle rubané qui va de l'épine maxillaire à la surface de l'alveolo labial.

Usages. Il tire en haut la commissure des lèvres.

Sus maxillo labial. Situé sur le côté du chanfrein. Il s'attache par son extrémité supérieure, sur la surface externe du maxillaire supérieur et du zygomatique et, par son extrémité inférieure, dans le tissu musculo fibreux sous cutané de la lèvre supérieure.

Usages. Il élève la lèvre supérieure.

Maxillo labial. Petit muscle qui va du bord antérieur du maxillaire inférieur à la peau de la lèvre inférieure.

Usages. Il écarte la lèvre inférieure de la supérieure.

Alveolo labial ou buccinateur. Situé sur les côtés de la face, caché en partie par le massétec et appliqué sur la muqueuse des joues, ce muscle s'attache, en haut, 1° sur la tubérosité alvéolaire, 2° sur la face externe du maxillaire supérieur, au dessus des molaires et de l'espace interdentaire; en bas, sur le bord antérieur du maxillaire inférieur derrière la sixième molaire et sur l'espace interdentaire inférieur.

Usages. Ce muscle repousse sous les dents molaires les parcelles d'aliments qui tombent en dehors des arcades alvéolaires.

Susnaso labial. Situé sur le côté du chanfrein, ce muscle prend son origine sur le frontal et l'os nasal et se rend à l'aîle externe du nez, à la lèvre supérieure et à la commissure des lèvres.

Usages. Il élève l'aîle externe du nez, la lèvre supérieure et la commissure des lèvres.

Grand sus maxillo nasal. Situé sur le côté du chanfrein, ce muscle prend son origine sur la face externe du maxillaire supérieur, en dessous de l'épine et se termine sur la peau de l'aîle externe du nez.

Usages. Il dilate l'orifice externe de la cavité nasale en tirant en dehors l'aîle externe du nez.

Orbiculaire des paupières. Situé au pourtour de l'orbite, ce muscle représente un mince spincter commun aux deux paupières.

Usages. Par sa contraction il détermine l'occlusion de l'ouverture palpébrale.

Région auriculaire ou conchinienne. L'oreille est formée de trois pièces qui sont : 1° le cartilage conchinien; 2°, le cartilage annulaire, 3° le cartilage scutiforme.

Le cartilage conchinien présente la forme d'un cornet rigide et dressé, très largement ouvert sur le côté. Le fond de ce cornet se fixe au pourtour de l'hiatus auditif à l'aide du cartilage annulaire. Le cartilage conchinien est constitué par une lame roulée sur elle-même.

Le cartilage annulaire est constitué par une petite lame roulée en anneau, servant d'intermédiaire entre la lame conchinienne et le conduit auditif.

Le cartilage scutiforme est une petite plaque cartilagineuse située en avant de la base de la conque, à la surface du muscle crotaphite.

Les muscles de l'oreille, destinés à porter l'ouverture de la conque dans toutes les directions, dans le but de recueillir les ondes sonores, sont assez nombreux. Nous ne ferons que les énumérer.

Zygomato auriculaire. Va de l'apophyse zygomatique au cartilage scutiforme. Il tire l'oreille en avant.

Temporo auriculaire externe. Va de la crête pariétale au cartilage scutiforme. Adducteur de la conque.

Cervico auriculaires. Au nombre de trois. Vont de la corde du ligament cervical au cartilage conchinien. Rotateurs de l'oreille.

Parotido auriculaire. Va de la parotide à la base de la conque. Abducteur de l'oreille.

Temporo auriculaire interne. Va de l'éperon médian des crêtes pariétales au bord interne de la conque. Adducteur de l'oreille.

Masséter. Appliqué contre la face externe de la branche du maxillaire inférieur.

Attaches. Les faisceaux du masséter prennent leur insertion fixe sur la crête zygomatique. Ils opèrent leur insertion mobile sur les empreintes qui recouvrent la moitié supérieure de la branche du maxillaire inférieur,

Usages. Ce muscle, élévateur par excellence de la machoire inférieure, joue un rôle important dans la mastication des aliments.

Temporal ou crotaphite. Situé dans la fosse temporale qu'il remplit, ce muscle prend son origine sur les crêtes osseuses qui la bordent et en arrière de la crête qui surmonte l'hiatus orbitaire. Il se termine sur l'apophyse coronoïde et sur le bord antérieur de la branche du maxillaire inférieur.

Usages. Il rapproche la machoire inférieure de la supérieure.

Ptérygoïdien interne. Situé dans l'espace intramaxillaire, ce muscle s'attache sur la crête palatine et l'apophyse sous sphénoïdale (insertion fixe), et dans l'excavation creusée sur la face interne de la branche du maxillaire inférieur (insertion mobile).

Usages. C'est un élévateur de la machoire inférieure à laquelle il imprime un mouvement très prononcé de latéralité ou de diduction.

Ptérygoïdien externe. Il va du sphénoïde au col du condyle du maxillaire inférieur.

Usages. Tire la machoire inférieure en avant.

Digastrique. Il va de l'apophyse styloïde de l'occipital au bord et à la face interne du maxillaire inférieur.

Usages. Il élève l'hyoïde et tire le maxillaire en arrière.

Mylo hyoïdien. Il va de la ligne myléenne à la face inférieure du corps et de l'appendice antérieur de l'hyoïde.

Usages. Il élève la langue et l'applique contre la voûte palatine.

Région axillaire.

Sterno huméral. C'est un muscle court, épais qui part de l'appendice antérieur et du bord inférieur du sternum pour se terminer sur la crête antérieure de l'humérus, en commun avec le mastoïdo huméral.

Usages. Adducteur du membre antérieur.

Sterno aponévrotique. Très large muscle qui part de toute l'étendue de la carène sternale et se termine sur la crête antérieure de l'humérus et sur l'aponévrose antibrachiale.

Sterno pré scapulaire. Situé en avant du précédent.

Attaches. Sur le côté de la carène sternale et sur les cartilages de prolongement des trois ou quatre premières côtes et sur l'aponévrose scapulaire externe.

Usages. Il tire l'épaule en arrière et en bas.

Région costale.

Grand dentelé. Très large muscle disposé en éventail, appliqué contre les parois thoraciques.

Attaches. 1°. A la face externe des huit côtes sternales; 2°, sur la surface triangulaire antérieure de la face interne du scapulum; 3° sur la surface triangulaire postérieure du même os.

Usages. Quand son point fixe est au thorax, il tire l'extrémité supérieure de l'épaule en bas et en arrière. S'il prend son point d'appui sur l'épaule, il soulève le thorax entre les deux membres antérieurs et concourt aux mouvements d'inspiration, en élevant les côtes.

Intercostaux externes. Ces muscles remplissent les intervalles des côtes. Ils se portent obliquement en arrière et en bas, du bord postérieur de la côte qui précède à la face externe de la côte qui suit.

Usages. Inspirateurs.

Intercostaux internes. Situés à la face interne des précédents, leurs faisceaux se portent obliquement en avant et en bas, du bord antérieur de la côte qui est en arrière, au bord postérieur et à la face interne de la côte qui est en avant. Ils croisent en X les intercostaux externes.

Usages. Expirateurs.

Région abdominale inférieure.

Tunique abdominale. Vaste expansion du tissu fibreux jaune élastique, répandu sur les deux muscles obliques externes de l'abdomen. Elle est recouverte par la peau et le panicule charnu. Cette tunique est d'autant plus épaisse que les organes digestifs abdominaux sont plus volumineux.

Ligne blanche. Cordon fibreux attaché, en avant, sur la face inférieure de l'appendice xiphoïde et confondu, en arrière, avec le tendon prépubien qui se fixe au bord antérieur des deux pubis. Il donne naissance au faisceau pubien du ligament coxo fémoral. Il circonscrit l'ombilic.

Grand oblique ou oblique externe de l'abdomen. Ce muscle se compose d'une portion charnue et d'une aponévrose.

Attaches. La portion charnue s'attache 1° sur la face externe des treize ou quatorze dernières côtes ; 2°, sur l'aponévrose du muscle grand dorsal, depuis la dernière côte jusqu'à l'angle externe de l'ilium. Son bord inférieur se continue avec l'aponévrose. Celle-ci s'insère, par son bord interne, à la ligne blanche et au tendon prépubien. Son bord postérieur, étendu de l'angle externe de l'ilium au bord antérieur du pubis, répond au pli de l'aîne et établit la délimitation entre le tronc et le membre abdominal. L'aponévrose du grand oblique se continue avec l'aponévrose crurale qui descend sur les muscles internes de la cuisse. Près du tendon prépubien des muscles abdominaux, l'aponévrose de l'oblique est percée d'une large ouverture ovalaire, orifice inférieure du conduit qui livre passage au cordon testiculaire chez le mâle et aux vaisseaux mammaires chez la femelle. Ce conduit est appelé *canal inguinal*. L'orifice inférieur ou cutané de ce canal a reçu le nom d'*anneau inguinal*.

Usages. L'oblique externe, en se contractant, comprime les viscères abdominaux, fléchit la colonne vertébrale, agit comme expirateur.

Petit oblique ou oblique interne de l'abdomen. Situé

sous le précédent, ce muscle se compose d'une portion charnue et d'une aponévrose. La portion charnue s'attache à l'aponévrose du grand dorsal par son bord supérieur. Son bord postérieur s'applique contre l'arcade crurale; l'antérieur se continue avec l'aponévrose. Celle-ci s'insère sur la face interne des derniers cartilages asternaux et sur la ligne blanche.

Usages. Comprime les viscères abdominaux et abaisse les dernières côtes.

Grand droit de l'abdomen. Large bande musculaire étendue de la première côte au pubis.

Attaches. Sur l'extrémité inférieure et sur la face inférieure du sternum. En arrière, sur le bord antérieur du pubis.

Usages. Il tire le thorax en arrière et comprime les viscères abdominaux.

Transverse de l'abdomen. Forme la couche profonde des parois abdominales.

Attaches. Sur la face interne des côtes asternales et sur l'extrémité des apophyses transverses de la région lombaire; au cartilage xiphoïde et à la ligne blanche.

Usages. Comprime les viscères abdominaux.

Diaphragme. Vaste cloison musculo aponévrotique qui sépare la cavité thoracique de la cavité abdominale; concave sur sa face postérieure et convexe sur l'antérieure. Ce muscle comprend une portion centrale aponévrotique, désignée sous le nom de *centre phrénique*, et une portion périphérique musculeuse. Le centre phrénique est partagé incomplètement en deux par les *piliers*, colonnes charnues qui descendent de la région sous lombaire. Le diaphragme est traversé par l'œsophage, la veine cave postérieure, l'aorte postérieure et le canal thoracique.

Attaches. 1°. Sur le corps des vertèbres lombaires; 2° sur la face supérieure de l'appendice xiphoïde et la face interne des douze dernières côtes.

Usages. Le diaphragme en se contractant tend à devenir plan et agrandit, par conséquent, le diamètre antéro-postérieur de la poitrine. Il est donc inspirateur.

Muscles des membres antérieurs.

Région de l'épaule.

Aponévrose scapulaire externe. Recouvre les muscles de l'épaule.

Long abducteur du bras. Formé de deux portions. La portion postérieure longe le bord postérieur du sous-épineux; la portion antérieure s'étend sur le sousépineux et le court abducteur.

Attaches. Sur l'angle dorsal du scapulum et sur la tubérosité de l'épine acromienne. En bas sur l'empreinte deltoïdienne.

Usages. abducteur de l'humérus.

Court abducteur du bras ou petit rond. Situé au dessous du précédent et du sous épineux, le long du bord postérieur de l'omoplate.

Attaches. Au bord postérieur du scapulum et aux empreintes linéaires de la fosse sous épineuse. Il se termine sur l'humérus, entre la crête du trochiter et l'empreinte deltoïdienne.

Usages. Abducteur et rotateur en dehors de l'humérus.

Sus épineux. Situé dans la fosse sus épineuse, son extrémité inférieure se divise pour s'insérer sur le sommet du trochiter et sur le trochin.

Usages. Extenseur de l'humérus.

Sous épineux. Situé dans la fosse sous épineuse.

Attaches. 1°, Dans la fosse sous épineuse; 2°, sur l'épine acromienne et sa tubérosité; 3°, sur le cartilage de prolongement du scapulum. Par son extrémité inférieure il s'attache en dedans de la convexité et sur la crête du trochiter.

Usages. Abducteur et rotateur en dehors de l'humérus.

Sous scapulaire. Situé dans la fosse sous scapulaire.

Attaches. Dans la fosse sous scapulaire. Il se termine par un tendon volumineux qui s'insère sur le trochin.

Usages. Abducteur du bras.

Abducteur du bras ou grand rond. Situé en arrière du précédent.

Attaches. Sur l'angle dorsal du scapulum et le bord postérieur du muscle sous scapulaire; par son tendon inférieur, à l'empreinte circulaire de la face interne du corps de l'humérus.

Usages. Abducteur et rotateur en dedans du bras.

Coraco-huméral. Situé à la face interne de l'humérus.

Attaches. Sur le bec de l'apophyse coracoïde et en dessous de la tubérosité interne et sur la face antérieure de l'humérus.

Usages. Abducteur du bras.

Région du bras.

Long fléchisseur de l'avant-bras ou biceps brachial. Situé en avant de l'humérus.

Attaches. Sur la base de l'apophyse coracoïde par son tendon supérieur extrêmement court et fort; il se termine sur la tubérosité interne et supérieure du radius.

Usages. Fléchisseur de l'avant-bras. Par la corde qui le traverse, il agit comme un lien inextensible qui s'oppose mécaniquement à la flexion de l'angle scapulo huméral quand l'animal est en station et que l'avant bras est maintenu en situation fixe par les muscles huméro olécraniens.

Court fléchisseur de l'avant-bras. Logé dans la gouttière de torsion de l'humérus.

Attaches. Sur la face postérieure de l'humérus, en dessous de la tête articulaire. Son tendon terminal glisse en dessous de la tubérosité bicipitale et s'attache à la face interne du radius et du cubitus.

Usages. Fléchisseur de l'avant bras.

Gros extenseur de l'avant-bras. Muscle énorme situé entre le bord postérieur de l'omoplate et l'humérus.

Attaches. Sur l'angle dorsal et le bord postérieur du scapulum. Son tendon terminal s'attache sur l'olécrane.

Usages. Extenseur de l'avant bras.

Court extenseur de l'avant bras. Situé entre l'humérus et le bord inférieur du précédent.

Attaches. Sur l'humérus à la ligne courbe qui part de l'empreinte deltoïdienne pour aller rejoindre la base de la tête articulaire et sur l'olécrane.

Usages. Extenseur de l'avant bras

Moyen extenseur de l'avant bras. Situé à la face interne de l'humérus.

Attaches. Au dessus de la tubérosité du corps de l'humérus et sur l'olécrane.

Usages. Extenseur de l'avant bras.

Région de l'avant bras.

Aponévrose anti brachiale. Manchon très fort et très résistant fixé autour des muscles antibrachiaux.

Extenseur antérieur du métacarpe. Situé en avant

du radius, il se compose d'un corps charnu et d'un tendon.

Attaches. 1° Sur la crête qui limite en arrière et en bas la gouttière de torsion de l'humérus; 2° au-dessus et en avant de la surface articulaire inférieure de l'humérus. Par l'extrémité inférieure de son tendon, sur la tubérosité antérieure et supérieure du métacarpien principal.

Usages. Il étend le métacarpe sur l'avant-bras.

Extenseur oblique du métacarpe. Situé au côté externe du radius sur lequel il prend son origine. Il se termine sur la tête du métacarpien interne.

Usages. Il étend le métacarpe et peut le faire pivoter de dedans en avant.

Extenseur antérieur des phalanges. Situé en dehors et en arrière de l'extenseur antérieur du métacarpe.

Attaches. 1° En bas de la crête qui limite en arrière la gouttière de torsion de l'humérus; 2° en avant de l'extrémité inférieure de cet os; 3° au bord antérieur du ligament externe de l'articulation du coude; 4° à la tubérosité externe et supérieure du radius. Son tendon principal s'insère à l'éminence pyramidale de l'os du pied, après s'être attaché sur le ligament capsulaire de l'articulation du boulet et sur la face antérieure des deux premières phalanges.

Usages. Il étend la troisième phalange sur la seconde, celle-ci sur la première et cette dernière sur le métacarpe.

Extenseur latéral des phalanges. Situé au côté externe.

Attaches. Sur la tubérosité externe du radius, le ligament externe de l'articulation du coude et le corps des deux os de l'avant-bras. Il se termine par un tendon qui s'attache en avant de l'extrémité supérieure de la première phalange.

Usages. Extenseur du doigt et du pied.

Fléchisseur externe du métacarpe. Situé au côté externe.

Attaches. Sur le sommet de l'épicondyle. En bas, par son tendon, sur l'os sus carpien et la tête du métacarpien externe.

Usages. Il fléchit le pied sur l'avant bras.

Fléchisseur oblique du métacarpe. Situé en dedans.

Attaches. Sur l'épitrochlée et sur l'olécrane. Il se termine par un tendon attaché sur l'os sus carpien.

Usages. Fléchisseur du pied.

Fléchisseur interne du métacarpe. Situé en dedans de l'avant-bras, ce muscle va de la base de l'épitrochlée à la tête du métacarpien interne.

Usages. Il fléchit le pied.

Fléchisseur superficiel des phalanges ou perforé. Situé sous les fléchisseurs du métacarpe. Il se compose d'un corps charnu et d'un tendon.

Attaches. Il prend son origine au sommet de l'épitrochlée et il se fixe, par les deux branches de son tendon, aux extrémités de la poulie de renvoi que présente la deuxième phalange en arrière de son extrémité supérieure. Le tendon de ce muscle traverse la gaine carpienne et forme, en arrière du boulet un anneau dans lequel s'engage la corde du fléchisseur profond ou perforant. La gaine carpienne est un appareil annulaire fort remarquable situé en arrière du carpe, tapissée par une synoviale qui en enveloppe le perforé et le perforant à à leur passage dans cette gaîne. Elle remonte au dessus du carpe et descend jusqu'au dessous du tiers inférieur de la région métacarpienne.

Gaine métacarpo phalangienne. Située en arrière des ligaments sésamoïdiens et de la première articulation interphalangienne. Elle est tapissée par une synoviale très étendue qui facilite le glissement des tendons. Elle est encore appelée *gaine grande sésamoïdienne*. Quand elle est distendue par le liquide qu'elle secrète elle forme des *molettes tendineuses*.

Usages. Le perforé fléchit la deuxième phalange sur la première, celle ci sur le métacarpe, et le pied tout entier sur l'avant-bras. Dans la station, il joue le rôle d'un lien mécanique destiné à soutenir l'angle métacarpo phalangien.

Fléchisseur profond des phalanges ou perforant. Situé en arrière du radius il se compose de trois portions.

Attaches. 1°. La portion épitrochléenne s'attache sur le sommet de l'épitrochlée; 2°. la portion cubitale prend son origine sur le sommet et le bord postérieur de l'olécrane. 3°, la portion radiale part de la face postérieure du radius. Le tendon qui succède à ces trois corps charnus s'engage dans la gaîne carpienne, reçoit une bride fibreuse du ligament postérieur du carpe, traverse l'anneau du perforé et s'épanouit en formant l'*aponévrose plantaire*, laquelle s'insère à la crête semi lunaire de l'os du pied et aux empreintes médianes situées derrière cette crête. Cette aponévrose glisse, par sa face antérieure, sur la face inférieure du petit sésamoïde ; à l'aide d'une synoviale particulière, la petite gaine sésamoïdienne. Le tendon du perforant reçoit une gaîne de renforcement attachée sur l'extrémité inférieure de la première phalange.

Usages. Fléchit les phalanges et le pied tout entier. Joue un rôle mécanique pendant la station en prévenant l'affaissement de l'angle métacarpo phalangien et de la région digitée.

Muscles des membres postérieurs.

Région de la croupe.

Fessier superficiel, grand fessier ou moyen ilio trochantérien. Situé sous l'aponévrose fessière ce muscle se compose de deux parties ; une antérieure et une postérieure. La *portion antérieure* comprend une partie charnue et une aponévrose. Elle prend son insertion fixe sur la face interne de l'aponévrose fessière sur l'angle postérieur externe de l'ischium et sur le ligament ischiatique. Par son tendon terminal cette portion s'attache à la crête sous trochantérienne. La *portion postérieure* s'étend depuis l'épine sacrée jusqu'à l'extrémité inférieure de la cuisse. Elle s'attache, par son extrémité supérieure sur l'épine sacrée, le ligament sacro sciatique et la tubérosité ischiatique. Elle se termine sur l'empreinte circulaire située derrière la crête sous trochantérienne, et sur la face antérieure de la rotule.

Usages. La portion antérieure agit comme abducteur de la cuisse, la portion postérieure comme abducteur du membre et extenseur de la cuisse.

Fessier moyen ou grand ilio trochantérien. Appliqué sur la fosse iliaque, le ligament sacro sciatique et l'ilio spinal, ce muscle s'attache, par son extrémité antérieure, à la face interne de l'aponévrose fessière, sur la face supérieure et les deux angles antérieurs de l'ilium et sur les ligaments ilio sacrés. Inférieurement il s'insère sur le trochantin.

Usages. Quand son point fixe est supérieur, il étend la cuisse et la porte dans l'abduction. S'il prend son point d'appui au fémur, il fait basculer le bassin sur l'extrémité supérieure de cet os et concourt à l'exécution du cabrer.

Fessier profond ou petit fessier ou petit ilio trochantérien. Situé sous le précédent, au dessus de l'articulation coxo fémorale.

Attaches. Ce muscle part du col de l'ilium et de la crête sus cotyloïdienne pour se terminer en dedans de la convexité du trochanter.

Usages. Abducteur de la cuisse.

Muscle du facia lata. Muscle plat et triangulaire situé en avant du fessier superficiel et en dehors du vaste externe.

Attaches. Sur l'angle externe de l'ilium et, inférieurement, au bord externe du fémur et sur la rotule par son aponévrose terminale.

Usages. Fléchisseur du fémur.

Région de la cuisse.

Triceps crural. Muscle énorme, appliqué contre la face antérieure et les faces latérales du fémur, et composé de trois parties peu distinctes désignées sous les noms de : *droit antérieur, vaste externe et vaste interne*.

Droit antérieur de la cuisse. S'étend de l'angle cotyloïdien de l'ilium à la rotule.

Usages. Extenseur de la jambe et fléchisseur de la cuisse.

Vaste externe. Situé au côté externe du précédent.

Attaches. Sur toute la face externe du fémur et sur la moitié externe de la face antérieure. Il se termine sur la face antérieure et le côté externe de la rotule.

Usages. Extenseur de la jambe.

Vaste interne. Ce muscle prend son origine sur la face interne et la moitié interne de la face antérieure du fémur et se termine sur la face supérieure de la rotule et sur le ligament rotulien interne.

Usages. Extension de la jambe.

Biceps fémoral. Situé en arrière de la cuisse, ce muscle s'attache, en haut, sur la crête de la tubérosité ischiatique et se termine, en bas, par son aponévrose à la crête tibiale.

Usages. Quand son point fixe est au bassin il fléchit la jambe. Quand son insertion fixe est sur la jambe il fait basculer le coxal sur le fémur.

Demi tendineux. Situé en arrière du précédent et du fessier superficiel.

Attaches. En haut sur l'épine sacrée et le ligament sacro sciatique et sur la tubérosité ischiatique. En bas, sur la crête antérieure du tibia par son aponévrose terminale.

Usages. Fléchisseur de la jambe et tenseur de aponévrose jambière. Il agit dans le cabrer en prenant son point d'appui sur la jambe.

Demi membraneux. Situé en dedans du demi tendineux.

Attaches. En haut sur l'aponévrose des muscles coccygiens, sur la tubérosité ischiatique et sur la face inférieure de l'ischium. En bas, sur la petite éminence située en dedans du condyle interne du fémur.

Usages. Adducteur du membre et extenseur de la cuisse. Il agit dans le cabrer lorsqu'il prend son appui sur le fémur.

Long adducteur de la jambe. Situé en dedans de la cuisse, ce muscle prend son insertion fixe à la face inférieure du facia iliaca et son insertion mobile sur le ligament rotulien interne.

Usages. Il tire la jambe dans l'adduction et fléchit le fémur.

Court adducteur de la jambe. Situé en dedans de la cuisse, ce muscle s'insère, par son bord supérieur, à la symphyse ischio-pubienne et, par son aponévrose terminale, sur le ligament rotulien interne et sur la face interne du tibia.

Usages. Adducteur du membre et tenseur de l'aponévrose jambière.

Pectiné. Situé sous le précédent, ce muscle part de la face inférieure du pubis pour se terminer sur le côté interne du fémur, aux empreintes situées autour du trou nourricier.

Usages. Adducteur, fléchisseur et rotateur en dedans, de la cuisse.

Petit adducteur de la cuisse. Situé sous le court adducteur de la jambe.

Attaches. Sur la face inférieure du pubis et sur la face postérieure du fémur.

Usages. Adducteur de la cuisse.

Grand adducteur de la cuisse. Situé sous le court adducteur de la jambe, ce muscle s'attache, en haut, sur la face inférieure de l'ischium et sur la symphyse pelvienne;

En bas, sur la face postérieure du fémur et au dessus du condyle interne de cet os.

Usages. Adducteur, extenseur, et rotateur en dehors, du fémur.

Région de la jambe.

Aponévrose jambière. L'aponévrose jambière se fixe sur la face interne et la crête du tibia, ainsi que sur le sommet du calcanéum. Elle recouvre les muscles de la jambe.

Extenseur antérieur des phalanges. Situé en avant de la jambe et du pied, ce muscle est formé d'un corps charnu et d'un tendon.

Attaches: En haut, dans la fosse digitale placée entre la trochlée et le condyle externe du fémur; en bas, sur le ligament capsulaire de l'articulation métatarso phalangienne, la face antérieure des deux premières phalanges et l'éminence pyramidale de l'os du pied.

Usages. Ce muscle étend le doigt et fléchit le pied tout entier.

Extenseur latéral des phalanges. Situé au côté externe de la jambe ce muscle se compose d'un corps charnu et d'un tendon.

Attaches. Sur le ligament fémoro tibial externe et sur le péroné. Il se termine sur le tendon de l'extenseur antérieur.

Usages. Agit comme le précédent.

Fléchisseur du métatarse. Appliqué contre la face externe du tibia, il se compose d'une *portion tendineuse* et d'une *portion charnue* placées parallèlement l'une au devant de l'autre.

Portion tendineuse. Forte corde fibreuse qui commence à l'extrémité inférieure du fémur dans la fossette creusée entre la trochlée et le condyle externe ; passe dans la coulisse supérieure du tibia, et se termine par deux branches qui s'insèrent l'une, en avant de l'extrémité supérieure du métatarsien principal, l'autre, sur la face antérieure de l'os cuboïde.

Usages. Ce tendon plie le jarret par un action toute mécanique, lors de la flexion des rayons supérieurs du membre.

Portion charnue. Situé entre la corde tendineuse et le tibia, elle prend son origine sur cet os par l'extrémité supérieure de ses fibres musculeuses. Elle se termine en avant de l'extrémité supérieure du métatarsien principal et sur le second cunéiforme.

Usages. Fléchit le pied sur la jambe.

Jumeaux de la jambe. Situés derrière l'articulation coxo fémorale, ils constituent deux gros faisceaux charnus, distincts l'un de l'autre à leur extrémité supérieure seulement.

Attaches. L'externe prend son origine sur le fémur, en avant de la fosse sus condylienne ; l'interne, à la crête du même nom. Ils se terminent, par un tendon commun, sur le sommet du calcanéum.

Usages. Ils étendent le pied tout entier sur le tibia, soutiennent l'angle tibio tarsien dans la station et impriment au jarret, pendant la marche, la détente qui pousse le corps en avant.

Fléchisseur superficiel des phalanges ou perforé.

Attaches. Dans le fond de la fosse sus condylienne, sur les parties latérales du calcanéum et sur la face postérieure de la deuxième phalange.

Usages. Fléchit la deuxième phalange sur la

première et celle-ci sur la métatarse. Pendant la station il remplit l'office d'un lien mécanique chargé de faire équilibre au poids du corps, en s'opposant à la fermeture de l'angle du jarret et de celui du boulet, le fémur étant fixé par la contraction du triceps et des fessiers.

Poplité. Situé derrière le tibia.

Attaches. 1° Dans la plus inférieure des deux fossettes creusées en dehors du condyle externe du fémur; 2°, sur la surface triangulaire supérieure et postérieure du corps du tibia.

Usages. Fléchit la jambe.

Fléchisseur profond des phalanges ou perforant.

Situé derrière le tibia et le pied, ce muscle se compose d'un corps charnu et d'un tendon. Le corps charnu s'attache 1°, à la face postérieure du tibia; 2°, à la tubérosité externe et supérieure du même os; 3°, au péroné; 4°, au ligament interosseux qui unit cet os au tibia. Le tendon s'engage dans la coulisse formée par la face interne du calcanéum (*gaîne tarsienne*), descend verticalement derrière le ligament suspenseur du boulet, traverse l'*anneau du perforé*, forme l'aponévrose plantaire et se termine à la crête semi-lunaire de l'os du pied.

Usages. Fléchit les phalanges les unes sur les autres et sur le métatarse.

Fléchisseur oblique des phalanges. Situé derrière le tibia, ce muscle se compose d'un corps charnu et d'un tendon.

Attaches. En arrière de la tubérosité externe du tibia. Le tendon s'unit, par son extrémité inférieure, à celui du perforant, vers le tiers supérieur de la région métatarsienne.

Usages. Agit comme le précédent.

Appareil de la Digestion.

Considérations générales. L'appareil digestif est l'un des plus importants de l'économie. C'est par son intermédiaire que les animaux extrayent des aliments les principes réparateurs destinés à entretenir les différents organes dans un état d'incessante activité. Ceux-ci, par le jeu de leurs fonctions, éprouvent des pertes continuelles qui doivent être compensées par l'assimilation à leur substance propre de la matière organisable que l'appareil digestif a pour objet de fournir à l'organisme.

La conformation de cet appareil présente des variétés fort nombreuses en rapport avec les habitudes et le genre de vie des individus. Chez les vertébrés l'appareil digestif se compose d'un système de cavités que l'on peut diviser physiologiquement en deux sections principales ; la première comprend les *organes préparateurs* de l'appareil digestif, (bouche et œsophage), la seconde, les *organes essentiels* (estomac et intestin). Ces divers organes avec ceux qui forment les appareils respiratoires et génitaux urinaires ont reçu le nom de *viscères* et l'on appelle souvent *splanchnologie*, la partie de l'anatomie qui s'occupe de leur étude.

Organes creux et organes pleins. Les organes creux se composent de deux ou d'un plus grand nombre de membranes limitant une cavité plus ou moins considérable. La membrane la plus interne a reçu le nom de membrane muqueuse, à cause du mucus qui recouvre constamment sa surface libre. Elle se continue avec la peau vers les ouvertures naturelles.

Une membrane muqueuse comprend une couche superficielle, l'épithélium, et une partie profonde, le derme ou chorion.

On distingue les épithéliums *pavimenteux*, *cylindrique*, *sphérique*, *vibratile*, suivant la forme des cellules qui entrent dans leur constitution. Entre l'épithélium et le derme on trouve parfois une couche de cellules très mince nommée *endothélium*.

Le derme ou *chorion muqueuse* est une membrane de tissu conjonctif dont l'épaisseur, l'élasticité, la vascularité et la sensibilité varient avec la situation et le rôle des organes. La face sous épithéliale du derme offre souvent de petits prolongements nommés *villosités* ou *papilles* et des dépressions plus ou moins profondes appelées *follicules*. La seconde membrane que l'on rencontre dans les parois des organes creux est de nature *musculeuse*, formée par des fibres lisses dont la contraction lente est soustraite à l'action de la volonté.

Lorsque les organes sont logés dans la poitrine ou l'abdomen, ils possèdent une troisième membrane. C'est une *lame séreuse* qui tapisse d'abord la cavité splanchnique et se replie autour des organes contenus dans cette cavité pour les envelopper plus ou moins complètement.

Une *séreuse* se compose de deux lames : une profonde, de nature conjonctive ; une superficielle, qui n'est autre qu'un épithélium pavimenteux. La face libre de cet épithélium est parfaitement lisse et lubrifiée par de la sérosité limpide qui favorise le glissement des parties que la séreuse tapisse.

Les organes *pleins* varient dans leur poids, leur volume, leur densité, leur forme, leur couleur, leur consistance, leur cohésion. Ils sont parcourus par un nombre plus ou moins considérable de vaisseaux sanguins, de vaisseaux lymphatiques et de nerfs.

Parmi les organes pleins on rencontre les *glandes*. Celles-ci peuvent être *simples* ou *conglomérées*. Les premières consistent en un tube droit ou contourné ou bien en une petite cavité vésiculaire ouverte sur une membrane tégumentaire. (Ex. glandes en tube de l'intestin). Les secondes sont pourvues d'un canal excréteur commun qui commence dans leur masse par un grand nombre de ramifications arborescentes. (Ex. reins, testicule, foie, pancréas, glandes salivaires). Les dernières ramifications aboutissent à de petits grains qui ont reçu le nom d'*acinis*. Chacun d'eux peut se décomposer en une série de petits conduits se terminant en cul-de-sac et offrant dans leur structure une paroi conjonctive revêtue en dedans d'une couche de cellules épithéliales de formes variables. Entre les acinis circulent des capillaires sanguins qui apportent aux cellules glandulaires les matériaux à l'aide desquels elles fabriquent le produit secrété. Les acinis se réunissent pour former des *lobules salivaires* et l'ensemble de ceux-ci constitue la *glande*. Les éléments du tissu conjonctif s'interposent entre les lobules et font l'office de ciment destiné à unir les différentes parties de la glande.

Appareil digestif du cheval.

Organes préparateurs. – *Bouche*. – La bouche, située entre les deux machoires, représente le premier vestibule des voies digestives. On y distingue six régions : 1° les *lèvres*, 2°, les *joues*; 3° le *palais*; 4° la *langue*; 5°, la *voûte du palais*; 6° les *arcades dentaires*.

Des lèvres. Voiles membraneux et mobiles qui circonscrivent l'ouverture antérieure de la bouche. On les distingue en supérieure et inférieure; réunies de chaque côté par une commissure. Leur face externe est formée par la peau garnie de poils fins et courts et de quelques crins épais et rudes en rapport avec des filets nerveux. La face interne, constituée par la muqueuse buccale, offre les ouvertures des canaux excréteurs des glandes situées dans le tissu sous jacent. Entre la couche cutanée et la couche muqueuse se trouve du tissu musculaire, des glandules, des vaisseaux et des nerfs.

Des joues. Les joues closent latéralement la bouche. Elles sont délimitées en arrière par les piliers postérieurs de la langue, en avant par les lèvres. Les joues sont formées par la muqueuse buccale en dehors de laquelle on trouve appliqués du tissu musculaire et des glandes. Des vaisseaux et des nerfs parcourent toutes ces parties. La face libre de la muqueuse présente, au niveau de la troisième dent molaire supérieure, l'ouverture buccale du canal parotidien, percé au sommet d'un tubercule plus ou moins gros. On y remarque encore les orifices d'excrétion des glandes molaires.

Du Palais ou voûte palatine. Borné en arrière par le bord antérieur du voile du palais, cette surface représente exactement dans sa configuration la voûte palatine osseuse.

Le palais comprend, dans son organisation :

1° Une *membrane profonde* de nature *fibreuse*, soutenant un réseau veineux remarquablement développé; 2°, une *couche muqueuse* extrêmement adhérente par sa face profonde au tissu précédent ; 3°, des artères et des nerfs.

De la langue. Cet organe occupe toute l'étendue de la cavité allongée qui s'étend depuis le fond de la bouche jusqu'aux dents incisives, dans l'espace intramaxillaire où elle repose sur l'espèce de sangle que forment par leur réunion les deux muscles mylo hyoïdiens. C'est un organe charnu, mobile, enveloppé presqu'entièrement par la muqueuse buccale; fixé à l'hyoïde et au maxillaire par les muscles qui forment la base de son tissu.

La face supérieure et dorsale de la langue est hérissée de nombreuses *papilles*. Deux de ces papilles, plus volumineuses, situées au fond de deux excavations placées côte à côte près de la base de l'organe, sont nommées *trous borgnes de Morgagny*.

L'extrémité postérieure ou base est délimitée dans l'intérieur de la bouche par un sillon qui contourne la base de l'épiglotte. De chaque côté, la base de la langue est réunie au voile du palais par les *piliers postérieurs* de l'organe. L'extrémité antérieure ou partie libre flotte à l'intérieur de la cavité buccale. Elle est fixée au corps du maxillaire par le *pilier antérieur* ou *frein de la langue*.

La langue présente à étudier dans sa structure : 1°, une membrane muqueuse ; 2°, des muscles ; 3° des glandes ; 4° des vaisseaux et des nerfs.

Membrane muqueuse. Elle recouvre la langue. Sa face superficielle présente une quantité prodigieuse de petits prolongements ou *papilles* que l'on distingue d'après leur forme en :

a/ papilles *filiformes*, formées par un prolongement délié, terminé en pointe.

b/ papilles *fungiformes*, constituées par des élévations du derme en forme de massues ou de petites éponges reliées à la membrane par un court pédicule.

c/ papilles *caliciformes*, logées dans une dépression du derme (trous borgnes de Morgagny).

Muscles. Ils attachent la langue à l'hyoïde, aux os de la tête et au maxillaire inférieur.

Voile du palais. Cloison située entre la bouche et le pharynx. Elle continue en arrière, la voûte palatine et s'unit, par côtés, avec la base de la langue. Ses bords latéraux s'insèrent sur les parois des deux cavités qu'elle sépare. Son bord postérieur embrasse étroitement la base de l'épiglotte et concourt à circonscrire ce qu'on appelle l'isthme du gosier.

Le voile du palais présente dans sa structure: 1°, une membrane fibreuse; 2°, des muscles; 3°, une couche glanduleuse; 4°, des membranes muqueuses; 5°, des vaisseaux et des nerfs.

Des dents. Les dents sont des organes durs, d'apparence osseuse, implantées dans les machoires et faisant saillie dans l'intérieur de la bouche pour broyer ou lacérer les substances alimentaires.

L'étude anatomique des dents sera faite dans le Cours d'Extérieur. Nous nous bornerons à dire ici qu'on les divise en: 1° *Incisives*, au nombre de six, disposées en segment de cercle à l'extrémité de chaque machoire, 2° *Canines* ou *crochets* (chez le mâle seulement) placées une à chaque côté de chaque machoire, un peu en arrière de l'arcade incisive; 3° *Molaires*, au nombre de vingt-quatre, sises à chaque côté de chaque machoire, situées sur les deux maxillaires.

La forme de la dent d'un animal dépend de son régime. Il existe une corrélation frappante entre la disposition des dents et la conformation des autres organes, aussi Cuvier a-t-il pu dire: "Donnez moi la dent d'un animal et je vous dirai ses mœurs et sa structure!"

Des glandes salivaires.

Les glandes salivaires sont des organes sécréteurs annexés à la cavité buccale, dans laquelle ils versent la salive, fluide récrémentitiel qui agit sur les aliments et les transforme. Elles sont constituées par des lobules salivaires isolés et possédant chacun un canal excréteur qui s'ouvre à la surface de la muqueuse buccale, ou réunie en une glande unique munie d'un seul canal excréteur.

Glande Parotide. Située dans l'espace compris entre le bord postérieur du maxillaire inférieur et l'apophyse transverse de l'atlas. Sa face externe répond au muscle parotido auriculaire; l'interne, très anfractueuse et moulée sur les parties sous jacentes. L'extrémité supérieure est bifurquée et embrasse la base de la Conque.

Cette glande reçoit le sang d'une multitude d'artérioles émanées des gros vaisseaux qu'elle recouvre. La glande parotide est pourvue d'un canal excréteur unique nommé *Canal de Sténon* du nom de l'anatomiste Sténon qui le découvrit vers le milieu du XVIIème siècle. Ce canal part du bord antérieur de la glande près de l'extrémité inférieure, entre dans l'auge, rampe sur le muscle masséter interne, remonte alors, accolé au bord antérieur du masséter externe, jusqu'au niveau des molaires inférieures et vient traverser la joue en regard de la *troisième molaire supérieure* en s'ouvrant sur un gros tubercule.

Glande maxillaire ou sous maxillaire. Située dans l'espace intramaxillaire, en dedans de la parotide, la glande maxillaire est allongée, étroite, aplatie d'un côté à l'autre et décrit une légère courbure à concavité tournée en haut. Son extrémité postérieure est maintenue sous l'apophyse transverse de l'atlas par un tissu conjonctif extrêmement lâche et abondant. Le canal excréteur de la maxillaire encore appelé *Canal de Wharton*, du nom du médecin anglais qui le découvrit en 1656, règne sur presque toute la longueur du bord supérieur de la glande. Ce canal devient libre à l'extrémité antérieure de l'organe, arrive près du frein de la langue, se place immédiatement sous la membrane muqueuse de la bouche et finit par s'ouvrir sur un petit tubercule très saillant vulgairement nommé *barbillon*.

Glande sublinguale. Situé dans l'espace intramaxillaire, elle s'étend jusqu'au fond de l'angle rentrant formé par la réunion des deux branches du maxillaire. Son bord supérieur fait saillie sous la muqueuse de la bouche, dans le fond du sillon latéral.

Les canaux excréteurs de cette glande nommés *canaux de Rivinus*, sont au nombre de quinze ou vingt. Ils se détachent du bord supérieur et de la face interne de la glande pour s'ouvrir séparément dans la bouche sur la crête sublinguale.

Glandes molaires. Disposées parallèlement aux arcades molaires. Il y en a deux de chaque côté. Elles versent leur fluide dans la bouche par des orifices saillants assez nombreux que l'on voit disposés en ligne sur la muqueuse buccale en regard de chaque arcade molaire.

Glandules labiales, linguales et Staphylines.

Petites glandes répandues en couches plus ou moins épaisses à la face interne de la muqueuse des lèvres, de la langue et du voile du palais.

Du pharynx ou arrière bouche. Le pharynx est un vestibule membraneux commun aux voies digestives, et aux voies aériennes; situé en arrière du voile du palais qui le sépare de la bouche. Dans la cavité pharyngienne on remarque: 1°, en avant, les deux ouvertures postérieures des cavités nasales; 2°, en arrière, et directement en regard des précédentes, les deux orifices pharyngiens des trompes d'Eustache; 3°, au centre, un vaste orifice béant, qui fait proéminence dans l'intérieur de la cavité, c'est l'entrée du larynx; 4°, au dessus et en arrière, l'ouverture œsophagienne.

Les parois du pharynx sont formées par une membrane muqueuse en dehors de laquelle se trouve appliquée une couche charnue. La muqueuse est pourvue de glandes en grappes, la couche charnue se compose de six paires de muscles.

De l'œsophage. L'œsophage est un long canal membraneux cylindroïde qui part du pharynx, descend derrière la trachée, jusqu'au milieu du cou et se dévie alors pour se placer au côté gauche du conduit aérien, pénètre ainsi placé dans la cavité thoracique, franchit la base du cœur, passe entre les deux lames du médiastin postérieur, traverse le diaphragme et se termine enfin sur la petite courbure de l'estomac par un orifice appelé cardia.

Il entre dans la constitution de l'œsophage une membrane charnue et une membrane muqueuse.

La membrane muqueuse continue avec celle du pharynx et de l'estomac, est blanchâtre et présente de nombreux plis longitudinaux qui permettent la dilatation du canal. La membrane charnue est formée de fibres longitudinales superficielles souvent rassemblées en cordons et de fibres spiroïdes ou circulaires plus profondes, qui s'entrecroisent vers l'extrémité du canal d'une manière à peu près inextricable.

Organes essentiels de la digestion.

Ces organes sont tous renfermés dans la cavité abdominale.

Cavité abdominale. L'abdomen est un vaste réservoir de forme ovoïde, allongé dans le sens antéropostérieur, ayant pour paroi supérieure les muscles de la région sous lombaire, fermée en bas et sur les côtés par les muscles de la région abdominale inférieure, borné en avant par le diaphragme et prolongé en arrière entre les os et les ligaments membraneux du bassin. On y distingue une région supérieure ou sous lombaire, une région inférieure, deux régions latérales, une région antérieure ou diaphragmatique et une région postérieure, ou pelvienne).

La cavité abdominale est tapissée à l'intérieur par une membrane séreuse le péritoine. Cette membrane se compose d'un feuillet pariétal et d'un feuillet viscéral, formant dans leur ensemble un sac complet dont la disposition est telle que les organes contenus dans l'abdomen sont situés en dehors de ce sac. Les replis séreux qui suspendent les organes dans la cavité abdominale sont désignés sous le nom de ligaments, mésentères, épiploons. Quelques organes, comme les reins par exemple, compris entre la paroi abdominale et la face externe du péritoine pariétal manquent de replis séreux.

La partie du péritoine qui enveloppe l'estomac porte le nom de grand épiploon. Celle qui suspend l'intestin grêle à l'intérieur de la cavité abdominale a été appelée grand mésentère; elle est en rapport, en haut, avec l'artère grande mésentérique.

Le mésentère colique entoure le colon flottant et l'origine du rectum.

Le péritoine est formé par une membrane de tissu conjonctif riche en fibres élastiques recouverte à sa face libre par une couche endothéliale. Il est pourvu de vaisseaux sanguins de vaisseaux lymphatiques et de nerfs.

De l'Estomac. C'est un sac membraneux compris entre l'œsophage et l'intestin et situé dans la région diaphragmatique de l'abdomen. Sa capacité moyenne est de 14 à 15 litres. L'estomac est incurvé sur lui-même, allongé d'un côté à l'autre et offre à étudier : 1°, deux faces, l'une antérieure et l'autre postérieure ; 2°, une grande courbure ou courbure convexe formant le bord inférieur de l'organe où s'attache le grand épiploon ; 3°, une petite courbure ou courbure concave présentant l'insertion du canal œsophagien ; 4°, une extrémité gauche constituant le *cul de sac gauche* de l'estomac ; 5°, une extrémité droite continue avec le duodénum et appelé *cul-de-sac droit* de l'estomac. L'estomac est en rapport par sa face antérieure avec le diaphragme et le foie ; inférieurement avec la rate, le colon, etc, etc.

La membrane interne de l'estomac présente, du côté gauche de ce réservoir, tous les caractères de la muqueuse œsophagienne ; elle est blanchâtre, recouverte d'une épaisse couche d'épithélium. A droite, elle est d'une teinte rouge brunâtre très vasculaire et n'est revêtue que d'une très légère pellicule épithéliale. Le sac droit constitue le véritable estomac des solipèdes ; c'est à lui seul qu'est dévolue la fonction secrétoire qui élabore le suc gastrique, agent essentiel de la digestion stomacale.

L'estomac offre deux ouvertures : le *cardia* et le *pylore*. La première appelée ouverture œsophagienne est percée dans le sac gauche ; elle est très étroite et complètement obstruée par les plis de la membrane muqueuse. La seconde, le pylore, représente une large ouverture percée au fond du sac droit.

Les *parois* de l'estomac sont formées par *trois* membranes : une externe, *séreuse* ; une moyenne, *charnue* ; une interne, *muqueuse*. La membrane séreuse est une dépendance du péritoine. Elle forme des replis qui attachent l'estomac au diaphragme, au foie et à la paroi sous lombaire.

La membrane musculeuse se compose de trois plans superposés : 1°, un plan superficiel enveloppant tout le sac gauche ; 2°, un plan moyen formé de fibres circulaires répandues sur tout l'organe ; 3°, un plan profond spécial comme le premier au sac gauche.

La membrane muqueuse présente à sa surface des orifices microscopiques qui répondent aux canaux excréteurs des glandules, rares dans le sac gauche et extrêmement nombreux au contraire dans le sac droit. La véritable couche glanduleuse n'appartient qu'au sac droit de l'estomac. On distingue les glandes en glandes à pepsine et glandes à mucus). Les premières sont beaucoup plus nombreuses que les secondes. Toutes se composent d'un tube simple et droit à son origine, qui se divise souvent en deux ou plusieurs tubes flexueux et terminés en cul de sac (tubes sécréteurs).

L'estomac reçoit des vaisseaux sanguins, des vaisseaux lymphatiques et des nerfs.

Des estomacs des ruminants. L'appareil stomacal chez les ruminants est constitué par quatre poches séparées qu'on regarde comme autant d'estomacs. Ces compartiments sont désignés sous les noms de : *Rumen*, *réseau*, *feuillet* et *caillette*. Leur capacité totale est de 250 litres.

Rumen. Vulgairement appelé *panse*. Ce réservoir occupe les trois quarts de la cavité abdominale. La vaste poche qui le constitue est échancré en avant et en arrière, et partagée en deux régions latérales ou *sacs*. Le sac gauche, plus développé que le droit, reçoit, en avant, l'insertion de l'œsophage. Le rumen est en rapport, par sa face supérieure, avec la face postérieure du diaphragme et la masse intestinale.

Son bord gauche touche la partie la plus élevée du flanc et la région sous lombaire ; le droit, longé par la caillette, répond à la partie la plus déclive de l'hypocondre et du flanc droits, ainsi qu'aux circonvolutions intestinales. L'intérieur est divisé en deux parties par deux gros piliers charnus qui répondent au fond des échancrures du viscère. Ces piliers présentent des branches latérales qui divisent les deux sacs en plusieurs compartiments distincts. La surface intérieure du rumen est hérissée d'une multitude de *prolongements papillaires*, dépendance de la membrane muqueuse. L'extrémité antérieure du sac gauche du rumen présente deux ouvertures : l'une est l'orifice oesophagien percé dans la paroi supérieure ; l'autre placée en dessous, fait communiquer la panse avec le réseau.

Le rumen présente dans sa structure *trois tuniques* : une séreuse, une charnue, une muqueuse.

La séreuse enveloppe l'organe et forme un vaste replis constituant le grand épiploon.

La membrane charnue est très épaisse et forme les colonnes antérieures du viscère.

La membrane muqueuse porte les *papilles* du rumen. Ces papilles sont de différentes formes, *foliacées*, *coniques*, ou *fungiformes*. L'épithélium de la muqueuse, très développé, appartient à la catégorie des épithéliums *stratifiés pavimenteux*.

Réseau. Encore appelé bonnet, cet estomac, le plus petit de tous, est placé transversalement entre la face postérieure du diaphragme et l'extrémité antérieure du sac gauche du rumen. Il occupe la région sus sternale. Son extrémité droite est en rapport avec la base de la caillette. La surface intérieure du réseau est divisé par des lames de la membrane muqueuse, en *cellules polyédriques* qui rappellent celles des ruches d'abeilles. Les cloisons de ces cellules sont hérissées de petites papilles mamelonnées ou pointues. L'intérieur du réseau communique avec le sac gauche du rumen et avec le feuillet. Le réseau présente dans sa structure une membrane séreuse, une charnue, une muqueuse.

Gouttière oesophagienne. Semble continuer l'oesophage. Elle s'étend depuis le cardia jusqu'à l'entrée du feuillet et a la forme d'un demi canal renversé. Les deux lèvres qui le constituent sont renflées à leur bord libre. Celui-ci regarde à gauche et en bas. La muqueuse qui revet ces deux lèvres est fortement ridée en dehors; à l'intérieur de la gouttière elle est lisse et blanchâtre.

Feuillet. Situé au dessus du cul de sac du réseau et de l'extrémité antérieure du sac droit du rumen. Le feuillet présente, à son intérieur, deux orifices, l'un droit qui s'ouvre dans la caillette, l'autre, gauche, qui s'ouvre dans le réseau. La cavité de ce viscère est remplie par des lames inégalement développées rappelant les *feuillets d'un livre*. Sur leurs faces, ces lames sont parsemées d'une multitude de mamelons papillaires très durs semblables à des grains de millet. Entre ces lames on trouve des matières alimentaires très atténuées, sèches et quelquefois durcies en plaques compactes.

Le feuillet présente dans sa structure une couche séreuse, une tunique charnue et une membrane muqueuse.

Caillette. C'est l'estomac proprement dit des ruminants; elle vient après la panse pour la capacité. La caillette est située à la suite du feuillet au dessus du sac droit du rumen; sa base est en contact avec le cul de sac du réseau, sa pointe, dirigée en haut et en arrière, se continue avec le duodénum.

La muqueuse de la caillette est vasculaire, rougeâtre et pourvue de glandules nombreuses pour la sécrétion du suc gastrique.

La caillette est percée de deux orifices; l'un, situé à la base, aboutit dans le feuillet; le second, plus étroit, n'est autre chose que le *pylore*.

La caillette présente dans sa structure une séreuse, une couche charnue et une muqueuse.

De l'intestin. C'est un long tube replié un très grand nombre de fois sur lui-même, qui fait suite à l'estomac et se termine à l'ouverture postérieure de l'appareil digestif. Etroit dans sa partie antérieure qui prend le nom d'*intestin grêle*, il se renfle et se bosselle dans sa partie postérieure qui s'appelle le *gros intestin*.

Intestin grêle. C'est un long conduit, d'une longueur de 22 mètres en moyenne, chez le cheval. Il présente deux courbures: une convexe, libre; l'autre concave, servant de point d'insertion au mésentère qui soutient l'organe.

L'intestin grêle part du cul de sac droit de l'estomac, présente un renflement à son origine donne naissance à une portion plus étroite qui contourne la base du cæcum du côté droit, croise transversalement la région sous lombaire et gagne le flanc gauche où elle forme mille replis qui flottent librement dans la cavité abdominale, mêlés aux circonvolutions du petit colon; revient ensuite à droite pour aboutir dans la cavité du cæcum.

On divise parfois l'intestin grêle en trois parties auxquelles on donne le nom de: *duodénum*, *jejunum* et *iléon* en les énumérant d'avant en arrière.

Le vaste replis péritonéal qui soutient l'intestin grêle et le fixe à la région sous-lombaire a reçu le nom de *mésentère*.

L'intestin grêle communique avec l'estomac par l'orifice

pylorique et avec le cœcum au moyen d'une ouverture qui fait saillie à l'intérieur de ce réservoir et a reçu le nom de valvule iléo cœcale. A la distance de douze à vingt centimètres du pylore on rencontre deux autres orifices, l'un est commun au canal cholédoque et au principal conduit pancréatique ; l'autre appartient au conduit pancréatique accessoire.

Les parois de l'intestin grêle sont constituées par trois tuniques : 1° une membrane séreuse ; 2°, une membrane charnue formée de deux couches, une couche superficielle à fibres longitudinales et une couche profonde à fibres circulaires ; 3°, une membrane muqueuse très vasculaire, d'une texture fort délicate, offrant sur sa face libre des villosités et des orifices glanduleux.

L'épithélium de la muqueuse est formé par une seule rangée de cellules cylindriques implantées par leur sommet sur la surface du derme. On rencontre aussi çà et là quelques cellules caliciformes.

Les villosités sont en nombre considérable. Elles sont formées d'une petite masse de tissu conjonctif embryonnaire, au centre de laquelle on trouve un ou plusieurs vaisseaux lymphatiques avec un magnifique réseau de capillaires sanguins à la périphérie, le tout coiffé d'une gaine épithéliale complète.

Les orifices glanduleux appartiennent soit aux glandes de Brünner soit aux glandes de Lieberkuhn. Les glandes de Brünner se rencontrent sous la muqueuse duodénale. Ce sont des glandes en grappes. Les glandes de Lieberkühn, de forme tubuleuse, se trouvent dans toute l'étendue de l'intestin.

On rencontre aussi dans la muqueuse de l'instestin grêle

des follicules solitaires et des follicules agminés, ces derniers constituant les glandes de Peyer.

L'intestin grêle est abondamment pourvu de vaisseaux sanguins, de nerfs et de vaisseaux lymphatiques.

Du gros intestin. Cœcum. Il occupe l'hypochondre droit où il affecte une direction oblique de haut en bas et d'arrière en avant. Sa longueur est de un mètre environ, sa capacité de 35 litres en moyenne. Le cœcum est incurvé en crosse à son extrémité supérieure. Il offre à sa surface extérieure une grande quantité de sillons circulaires interrompus par des bandes charnues longitudinales, au nombre de quatre dans la partie moyenne de l'organe. Ces bandes charnues semblent avoir pour destination de raccourcir le cœcum en lui conservant la même étendue de surface. La crosse du cœcum présente, dans la concavité de sa courbure, concavité tournée en avant, l'insertion de l'intestin grêle et l'origine du colon. Le cœcum est en rapport avec le rein droit, le pancréas, le gros colon, l'intestin grêle, le prolongement abdominal du sternum. Il est entouré par le péritoine qui forme un frein particulier désigné par le nom de méso-cœcum en sautant du cœcum sur l'origine du colon. L'ouverture de l'intestin grêle dans le cœcum est percée au centre d'une valvule dite valvule iléo-cœcale. A 4 ou 5 centimètres au dessus, se trouve l'ouverture du colon. La muqueuse du cœcum renferme quelques follicules solitaires et quelques glandes de Lieberkühn avec de très rares villosités intestinales.

Colon. Le colon se divise en deux parties : le gros colon ou colon replié et le petit colon ou colon flottant.

Gros colon. Prend son origine au cœcum et se termine par le petit colon. Il offre une longueur de 3 à 4 mètres.

et une capacité moyenne équivalente à 85 litres environ. Sa surface est bosselée parcourue par des bandes charnues longitudinales.

Le gros colon, replié plusieurs fois sur lui-même, est formé de quatre portions accolées deux à deux. Parti de l'arc du coecum il se dirige en avant, arrive contre la face postérieure du diaphragme, se replie en bas et à gauche en formant une première courbure dite *sus sternale*, remonte en arrière jusque dans la cavité du bassin où il s'infléchit à gauche pour constituer la courbure *pelvienne*. Cette courbure répond au rectum et à la vessie. Le colon continue son trajet en se portant en avant au dessus et à gauche de la portion précédente, arrive sur le centre phrénique et se replie alors à droite et en haut en formant la courbure *diaphragmatique*, remonte en arrière jusqu'au niveau de la base du coecum où il se termine en se continuant avec le petit colon.

Le gros colon est fixé par plusieurs freins séreux. Il n'offre pas partout le même diamètre. Etroit à son origine, il se renfle considérablement dans sa portion terminale. Sa surface est parcourue par des bandes charnues en nombre variable. Le gros colon est enveloppé par le péritoine. Il offre dans sa structure une couche charnue, une membrane muqueuse, des artères, des veines, des lymphatiques et des nerfs.

Petit colon ou colon flottant. Le petit colon est un tube bosselé qui succède au colon replié et se termine par le rectum dans la cavité pelvienne. Sa longueur est d'environ 3 mètres. Sa surface est parcourue par deux bandes charnues longitudinales. Il est situé dans le flanc gauche où ses replis se mêlent aux circonvolutions de l'intestin grêle.

Le colon flottant est suspendu par une lame séreuse appelée *mésentère colique*. Sa surface interne offre des *plis valvulaires*. C'est dans ces intervalles que les matières fécales se moulent en crottins.

Le colon flottant offre dans sa structure une séreuse, une tunique charnue, une muqueuse, des artères, des veines et des lymphatiques.

Rectum. Le rectum s'étend en ligne droite depuis l'entrée du bassin jusqu'à l'anus. Ses parois sont épaisses et dilatables. Il est en rapport avec la vessie, les vésicules séminales ou le vagin et l'utérus suivant le sexe. Il est fixé par des replis du péritoine et un gros faisceau de fibres musculaires blanches qui va se fixer à la face inférieure des os du coccyx.

La membrane séreuse n'enveloppe que la partie antérieure du rectum; la couche charnue est fort épaisse et la muqueuse présente des plis transversaux et longitudinaux. Il offre également des artères, des veines et des nerfs.

Anus. Ouverture postérieure du tube digestif d'autant moins proéminente que les animaux sont plus avancés en âge.

L'anus offre dans sa structure : 1°, une muqueuse; 2°, un sphincter interne; 3°, un sphincter à fibres rouges qui reçoit l'insertion d'un rétracteur; 4°, la peau.

Le *sphincter* de l'*anus* est formé de fibres circulaires. Il ferme l'anus grâce à sa tonicité et à sa forme naturelle et s'oppose à l'expulsion des matières fécales et des gaz intestinaux. Le *rétracteur* de l'*anus* ramène l'anus en avant et le rétablit dans sa position normale après les efforts d'expulsion.

Chez le *bœuf*, l'intestin est le double plus long que chez le cheval (45 mètres en moyenne) mais présente un diamètre moitié moindre.

Le *cæcum* est à peu près cylindrique sans bosselures ni bandes longitudinales.

Le *colon* se trouve enroulé sur lui-même de manière à former un certain nombre de circonvolutions ellipsoïdes. Chez le bœuf, la division du colon en portion repliée et en portion flottante n'est plus guère sensible.

L'intestin du *porc* présente, dans sa disposition générale, quelque ressemblance avec celui du bœuf.

Organes annexes de la portion abdominale du tube digestif. Ces organes sont au nombre de trois: le *foie*, le *pancréas* et la *rate*.

Foie. Le foie est situé dans la cavité abdominale, à droite de la région diaphragmatique, dans une direction oblique de haut en bas et de droite à gauche. Son poids moyen chez le cheval est de 4 Kil. 300 grammes. Il se montre aplati d'avant en arrière, aminci sur ses bords et divisé en trois lobes principaux. Sa face antérieure est creusée d'une *scissure* qui loge la veine cave postérieure; sa face postérieure présente aussi un sillon par lequel pénètre dans le foie la veine porte, l'artère et les nerfs hépatiques. Son bord inférieur offre deux échancrures profondes qui partagent le foie en *trois lobes*: un *supérieur* ou droit, un *inférieur* ou gauche et un *intermédiaire*. Le lobe droit porte tout à fait en haut un petit lobule secondaire appelé lobule de Spiegel.

Le foie est appliqué contre le diaphragme et est en rapport, par sa face postérieure, avec l'estomac, le duodenum et la courbure diaphragmatique du colon. Il est suspendu à la paroi sous lombaire de l'abdomen par les gros troncs vasculaires qui pénètrent dans les scissures de l'organe; il est fixé, de plus, à la face postérieure du diaphragme par quatre liens particuliers. L'un de ces liens se porte de la face antérieure du foie sur le centre phrénique et semble destiné à s'opposer aux déplacements de totalité, les trois autres sont affectés à chaque lobe en particulier.

Le foie présente à étudier: 1°. une membrane séreuse; 2°. une capsule fibreuse; 3°. un tissu propre.

La séreuse n'est qu'une expansion des liens péritonéaux dont les deux lames, en arrivant sur l'organe, s'écartent pour se développer sur ses faces et le tapisser entièrement, excepté dans les scissures antérieure et postérieure.

La capsule fibreuse ou de Glisson est très adhérente à la couche précédente d'une part et au tissu du foie d'autre part. Elle envoie à la face interne de l'organe une multitude de cloisons lamelleuses qui lui constituent une véritable charpente.

Tissu propre du foie. La substance propre du foie, d'une couleur brun bleuâtre ou violacée, est composée de lobules polyédriques que l'on distingue assez facilement quand les cloisons qui les séparent sont hypotrophiées sous l'influence d'une légère irritation chronique. Dans un lobule hépatique on trouve: 1°. des cellules hépatiques; 2°. des canalicules biliaires; 3°. des vaisseaux afférents; 4°. un vaisseau efférent; 5° des lymphatiques; 6°. du tissu conjonctif.

Cellules hépatiques. Elles sont polygonales ou arrondies, dépourvues de membrane d'enveloppe renfermant un ou deux noyaux avec nucléoles, des petits amas d'une substance étudiée surtout par Cl. Bernard et Schiff, et appelé amidon animal; enfin, des granulations graisseuses.

Canalicules biliaires. Les canalicules biliaires transportent au dehors la bile secrétée à l'intérieur du lobule. Ils forment autour de lui une sorte de réseau qui accompagne les branches interlobulaires de la veine porte. L'origine des canalicules biliaires, à l'intérieur des lobules, constitue un point d'histologie sur lequel on n'est pas d'accord.

Vaisseaux afférents. La veine porte, après avoir pénétré à l'intérieur du foie, se divise en branches de plus en plus petites qui finissent par former les veines sous hépatiques.

Les ramuscules du réseau capillaire hépatique se réunissent vers le centre du lobule où ils forment le vaisseau efférent appelé aussi veine intralobulaire ou veine sous hépatique centrale. On rencontre également dans le lobule hépatique des vaisseaux lymphatiques et du tissu conjonctif.

L'appareil excréteur du foie se compose d'un conduit nommé *canal cholédoque*, résultant de la réunion de plusieurs troncs logés dans la scission postérieure du foie. Le canal cholédoque débouche dans le duodénum à 15 centimètres environ du pylore en s'abouchant avec le principal canal pancréatique. Les orifices de ces deux conduits sont entourés d'un repli muqueux circulaire, l'ampoule de Vater, destiné à empêcher le passage des substances alimentaires dans les ouvertures qu'elle circonscrit.

Le sang est amené au foie par l'*artère hépatique* et la *veine porte*. Après avoir traversé l'organe, le sang se rend dans la veine cave postérieure par les veines sus hépatiques.

Le foie reçoit des lymphatiques et des nerfs.

Chez les mammifères autres que les solipèdes, le canal excréteur du foie donne naissance à un conduit particulier qui se dilate en une vaste ampoule dite *vésicule biliaire*. Ce conduit s'appelle *canal cystique*.

Pancréas. Le Pancréas est aussi appelé *glande salivaire abdominale*. Il est situé dans la région sous lombaire, en avant des reins, en arrière du foie et de l'estomac. Sa forme est très irrégulière. Il est traversé par une ouverture *l'anneau du pancréas*, qui livre passage à la veine porte. Par sa face inférieure, le pancréas répond à la base du cæcum et à la quatrième portion du colon.

Sa structure rappelle celle des glandes salivaires. Son appareil excréteur se compose d'un canal principal décrit par Wirsung et appelé pour ce motif *Canal de Wirsung*, et d'un canal accessoire ou *azygos* qui s'ouvre isolément dans l'intestin grêle directement en regard du canal de Wirsung.

Rate. Située dans la région diaphragmatique tout près de l'hypochondre gauche et comme suspendue à la région sous lombaire, ainsi qu'à la grande courbure de l'estomac.

La rate a la forme d'une *faulx*. Elle est en rapport avec le diaphragme, le gros colon, le rein gauche et l'extrémité correspondante du pancréas. Elle reçoit l'insertion du grand épiploon. Son poids moyen est de 900 grammes.

La rate est fixée à la paroi sous lombaire par un ligament suspenseur et à la grande courbure de l'estomac par le grand épiploon.

Cet organe comprend dans sa structure : 1°. une *charpente fibreuse*; 2°, la *pulpe splénique*; 3°, les *corpuscules de Malpighi*; 4°, des *vaisseaux* et des *nerfs*. La tunique fibreuse envoie dans l'intérieur de l'organe des prolongements dits *trabécules*, circonscrivant des aréoles qui contiennent les autres éléments du viscère (boue splénique et corpuscules de Malpighi).

Le sang est amené à la rate par l'*artère splénique* qui est logée avec la veine de même nom dans la scissure du viscère. La rate reçoit également des lymphatiques et des nerfs.

Appareil de la Respiration.

C'est par l'intermédiaire de l'*appareil respiratoire* que les animaux empruntent à l'air l'oxygène nécessaire à l'entretien de la vie et se débarrassent de l'acide carbonique formé au sein des différents tissus par l'action comburante qui maintient la chaleur propre de l'organisme et constitue la source de sa force mécanique. Cet appareil offre à étudier les cavités nasales, le larynx, la trachée et le poumon. On y rattache aussi la description du corps *thyroïde* et de *thymus*.

Cavités nasales. Les *cavités nasales* présentent à étudier les *naseaux*, les *fosses nasales* proprement dites et les *sinus*.

Des naseaux ou narines. Ils représentent deux ouvertures circonscrites par les lèvres ou ailes mobiles, tapissées, en dedans et en dehors, par une peau mince et délicate, couverts de poils fins et courts. La commissure qui réunit supérieurement ces deux lèvres forme une légère crosse recourbée en dedans. Le doigt introduit par cette commissure, pénètre dans la *fausse narine*, cul-de-sac conique formé par la peau, lequel remonte dans l'angle rentrant compris entre le prolongement nasal et l'apophyse montante de l'intermaxillaire. La commissure inférieure est percée d'un trou, c'est l'*orifice inférieur* du conduit lacrymal. Le naseau est soutenu par une charpente cartilagineuse fixée sur l'extrémité inférieure de la cloison médiane du nez. Cette charpente est constituée par un *cartilage recourbé* comme une virgule, et adossé, dans sa partie moyenne, à celui du côté opposé. Ce cartilage soutient les ailes du nez et maintient toujours béantes les ouvertures extérieures de l'appareil respiratoire.

Les muscles moteurs des ailes du nez sont tous *dilatateurs* chez nos animaux domestiques. La peau qui recouvre les ailes du nez adhère intimement aux muscles qui se trouvent compris entre les deux feuillets. Les naseaux reçoivent également des vaisseaux, des nerfs et des lymphatiques.

Chez les solipèdes les naseaux constituent la seule voie par laquelle l'air puisse s'introduire dans la trachée. Ces animaux ne peuvent respirer par la bouche par suite du grand développement du voile du palais.

Fosses nasales. Situées au dessus et en avant de la voûte palatine, séparées l'une de l'autre par une cloison cartilagineuse, les fosses nasales s'étendent depuis les naseaux jusqu'à la lame criblée de l'ethmoïde. Les parois des fosses nasales sont d'autant plus rapprochées, qu'on les considère plus près de l'ethmoïde et du plafond de la cavité. L'interne est formée par la cloison nasale, l'externe par le sus maxillaire.

Cornets. Dans chaque fosse nasale, on remarque deux cornets : un *supérieur* et un *inférieur*. Ces cornets sont formés chacun d'une lame osseuse enroulée sur elle-même. Ils partagent la paroi externe en trois *méats* ou *gouttières* : un *supérieur*, un *moyen* et un *inférieur*. Le méat supérieur longe le bord correspondant du cornet ethmoïdal ; le méat moyen se trouve compris entre les deux cornets et le méat inférieur est situé sous le cornet maxillaire. L'arrière fond de la fosse nasale est occupé par les *volutes ethmoïdales* et communique avec la cavité pharyngienne par l'ouverture gutturale.

La charpente osseuse des fosses nasales comprend : les os naseaux, les sus maxillaires, le frontal, les palatins, l'ethmoïde, le vomer et les cornets. La cloison médiane formée de cartilage n'est autre chose que la lame perpendiculaire de l'ethmoïde prolongée jusqu'au bout du nez.

La pituitaire, *muqueuse olfactive*, ou *membrane de Schneider*, recouvre la cloison cartilagineuse, les parois, le plafond et le plancher des fosses nasales. Elle tapisse également les cornets et les sinus. Sa face profonde se trouve séparée, par le périoste ou le périchondre, des parois osseuses ou cartilagineuses sur lesquelles est établie la membrane. Sa face libre présente de nombreux orifices glanduleux. Dans les deux tiers inférieurs des cavités nasales la pituitaire est recouverte d'un épithélium vibratile stratifié et ne concourt pas à l'olfaction. Dans le tiers supérieur, son épithélium est cylindrique, stratifié, dépourvu de cils vibratils; Schultze y décrit des *cellules olfactives*, éléments fusiformes qu'il considère comme jouant un rôle dans l'exercice de l'olfaction. La pituitaire reçoit des artères, des veines, des lymphatiques et des nerfs.

Des Sinus. Les *sinus* sont des cavités très anfractueuses creusées dans l'épaisseur des os de la tête, sur la limite du crâne et de la face, autour des masses ethmoïdales qu'elles enveloppent. On en compte cinq de chaque côté qui sont : le sinus *frontal*, le *maxillaire supérieur*, le *sphénoïdal*, l'*ethmoïdal* et le *maxillaire inférieur*. Les quatre premiers communiquent ensemble, le dernier est ordinairement parfaitement isolé. La pituitaire tapisse les parois de ces sinus; elle devient extrêmement mince et perd sa grande vascularité. On la trouve immédiatement appliquée sur les os auxquels elle sert de périoste.

Larynx. Le larynx représente une boîte cartilagineuse suspendue entre les deux cornes de l'hyoïde; déprimée d'un côté à l'autre, percée d'outre en outre, dont l'orifice antérieur s'ouvre au fond de la cavité pharyngienne et qui se continue en arrière avec la trachée.

Cet appareil comprend dans structure une charpente cartilagineuse formée de *cinq pièces* dont trois impaires et médianes: les *cartilages cricoïde*, *thyroïde* et *l'épiglotte*, et deux latérales: les *cartilages aryténoïdes*.

Cricoïde. Ce cartilage présente la forme exacte d'un anneau avec un chaton tourné en haut. Sa face interne est lisse et revêtue par la membrane muqueuse. Il s'articule par côtés avec les branches du cartilage thyroïde et avec les cartilages aryténoïdes. Sa circonférence inférieure répond au premier anneau de la trachée.

Thyroïde. Le *cartilage thyroïde*, formé de deux plaques latérales qui se réunissent à leur extrémité antérieure pour former le corps du thyroïde. Sa face interne est tapissée par la muqueuse pharyngienne. Les deux plaques thyroïdiennes se terminent postérieurement par une petite facette diarthrodiale convexe qui s'articule avec les facettes concaves de la face externe du cartilage cricoïde.

Epiglotte. Cette pièce forme un appendice flexible et mou, en forme de *feuille de sauge*, qui circonscrit en bas l'entrée du larynx et qui se renverse sur cette ouverture pour la boucher hermétiquement lors du passage du bol alimentaire à travers le vestibule pharyngien. La face antérieure de ce cartilage, convexe d'un côté à l'autre et concave du haut en bas, est tapissée par la muqueuse de l'arrière bouche. Sa base est épaisse et articulée sur la partie moyenne du thyroïde.

Aryténoïdes. Ces deux pièces rappellent dans leur ensemble la forme du bec d'une aiguière. Elles sont situées en avant du cricoïde, au dessus de l'entrée du pharynx. Leur bord inférieur donne attache en arrière à la corde vocale.

Articulation des pièces cartilagineuses du larynx. Le cartilage thyroïde s'unit à l'hyoïde : 1° par l'extrémité des cornes ; 2°, par une lame membraneuse élastique dite hyo-thyroïdienne. Les cartilages aryténoïdes sont unis au thyroïde par l'intermédiaire des *cordes vocales*, bandelettes élastiques qui font saillies en dedans du larynx et comprennent entre elles l'espace triangulaire désigné sous le nom de *glotte*. Le premier anneau de la trachée s'attache au cartilage cricoïde par une membrane circulaire élastique. Le larynx possède également de petits muscles qui font mouvoir les différentes pièces qui le composent.

Membrane muqueuse. Cette membrane n'est qu'un prolongement de la muqueuse pharyngienne qui se replie au pourtour de l'ouverture du larynx, tapisse les parois de cette cavité et se prolonge enfin dans le tube trachéal. Elle est recouverte d'un épithelium stratifié pavimenteux à la surface de l'épiglotte et des cordes vocales ; vibratile dans tous les autres points. Cette muqueuse possède une exquise sensibilité grâce à laquelle l'entrée du tube aérien se trouve interdite aux particules alimentaires solides ou liquides. Une toux violente expulse au dehors les substances dont le contact a déterminé l'irritation de la membrane laryngienne.

Le larynx reçoit des vaisseaux et des nerfs.

La surface interne du larynx se divise en trois régions ; une moyenne appelée *glotte* comprise entre les cordes vocales ; une supérieure dite *partie sus glottique* ; une inférieure connue sous le nom de *portion sous glottique*).

Trachée. La trachée est un tube flexible et élastique, formée d'une série d'anneaux cartilagineux incomplets, lequel succède au larynx et se termine au-dessus de la base du cœur par deux divisions qui constituent les bronches.

Partie de l'extrémité postérieure du larynx, la trachée descend en arrière jusqu'à l'entrée de la poitrine en suivant le bord inférieur de l'encolure au dessous du muscle long du cou, pénètre dans la poitrine et se bifurque en arrivant au-dessus de l'oreillette gauche du cœur.

Dans la partie cervicale la trachée est en rapport avec les muscles décrits précédemment; avec l'œsophage, avec les artères carotides et les nerfs pneumo gastriques, grand sympathique et récurrent.

Dans sa partie thoracique la trachée est en rapport avec les deux lames du médiastin antérieur, des vaisseaux et des nerfs.

Les cerceaux cartilagineux de la trachée au nombre d'une cinquantaine environ, ne forment point des anneaux complets, mais des cercles interrompus du côté de la face supérieure. Le dernier anneau cartilagineux servant de transition entre la trachée et les bronches est souvent complété par des plaques cartilagineuses isolées et toujours divisé par un éperon médian, dirigé vers l'intérieur de la trachée, en deux segments latéraux qui répondent chacun à une bronche. Le premier cerceau est reçu par son bord antérieur dans l'anneau cricoïdien. Les cerceaux de la trachée sont réunis par leurs bords au moyen de ligaments élastiques. Dans sa partie supérieure la trachée est tapissée à sa face interne par une membrane charnue dont la contraction diminue le diamètre du conduit aérien.

La membrane muqueuse de la trachée, continue avec celle du larynx, se prolonge par l'intermédiaire des bronches et, en modifiant ses caractères, jusque dans les vésicules pulmonaires. Elle est revêtue d'un épithélium vibratile; peu sensible.

La trachée reçoit des vaisseaux et des nerfs.

Bronches. Branches terminales de la trachée, les deux bronches représentent chacune un arbre qui se plonge dans l'épaisseur du poumon pour s'y diviser par une multitude de rameaux, d'où le nom d'arbres bronchiques donné à ces deux troncs.

Les bronches émettent sur leur trajet de gros rameaux collatéraux qui se portent dans toutes les directions et finissent par épuiser le tronc principal. Le premier se dirige en avant pour se ramifier dans le lobule antérieur du poumon. Leurs dernières divisions s'ouvrent dans les *infundibula du poumon*. Les tuyaux bronchiques sont régulièrement cylindriques. La bronche gauche est toujours plus petite que la droite. Chaque bronche est accompagnée dans son trajet par les vaisseaux sanguins qui forment avec elle la *racine du poumon*. Leur structure rappelle celle de la trachée. La charpente cartilagineuse n'existe que pour les tuyaux d'un certain calibre. La membrane charnue qui la double intérieurement disparait également dans les petites bronches. La muqueuse, douée d'une grande sensibilité, constitue à elle seule les parois des divisions bronchiques terminales.

Les bronches reçoivent des artères, des nerfs et des lymphatiques.

Du Thorax. Le *thorax* encore appelé *cavité thoracique* ou *pectorale* a pour base la cage osseuse formée par les côtes, le sternum et le corps des vertèbres dorsales. Cette cage est transformée en cavité close par les muscles intercostaux et par le diaphragme. Elle loge le poumon, le coeur, l'oesophage et la trachée.

La cavité thoracique représente un cône creux. Sa surface intérieure offre *plusieurs régions* : 1°, le *plan supérieur* présentant sur la ligne médiane les corps vertébraux et latéralement deux *gouttières* profondes dites *vertébro-costales*, formées par l'extrémité supérieure des arcs costaux; 2°, le *plan inférieur* qui a pour base la face supérieure du sternum et les cartilages sternaux; 3°, les *plans latéraux* constitués par la face interne des côtes et des muscles intercostaux profonds; 4°, la *base* ou *paroi postérieure* formée par la face convexe du diaphragme; 5°, le *sommet* ou *entrée du thorax*, compris entre les deux premières côtes et le muscle long du cou.

La cavité thoracique est pourvue d'un revêtement séreux comprenant deux membranes distinctes désignées sous le nom de *plèvres*. Ces membranes constituent deux sacs adossés l'un contre l'autre dans le plan médian et formant ainsi une *cloison* dite *médiastine* qui divise la cavité thoracique en deux compartiments latéraux. Chaque plèvre tapisse une des parois externes ou costales du thorax et la moitié correspondante de la paroi diaphragmatique; elle se replie ensuite dans le plan médian vertical et antéro postérieur de la cavité pour concourir à la formation de la cloison médiastine d'où elle se porte sur le poumon. Cette disposition montre quatre portions dans la plèvre : une costale, une diaphragmatique, une médiastine représentant dans leur ensemble le *feuillet pariétal* de la membrane et une *pulmonaire ou viscérale*.

Le cœur est situé entre les deux lames de la cloison médiastine. En anatomie vétérinaire, on appelle *médiastin antérieur* la partie de la cloison qui est en avant de cet organe et *médiastin postérieur* la partie située en arrière.

La plèvre pulmonaire ou viscérale, continue à la plèvre médiastine; se met en contact, par sa face libre, avec le feuillet pariétal de la membrane. Sa face profonde adhère assez intimement, chez les solipèdes, au tissu propre du poumon. La plèvre droite fournit un repli membraneux spécial qui entoure la veine cave postérieure. L'endothélium de la face libre de la plèvre secrète un fluide séreux qui facilite le glissement du poumon sur les parois de la cavité thoracique. La plèvre possède des vaisseaux et des nerfs.

Du Poumon. Organe essentiel de la respiration, divisé en deux moitiés latérales qui occupent chacune l'un des sacs séreux formé par les plèvres. Le poumon droit est un peu plus volumineux que le gauche.

Les poumons affectent dans leur ensemble la forme de la cavité thoracique. Chacun d'eux présente : une *face externe ou costale*; une *face interne ou médiastine*, offrant au niveau du cœur une excavation dans laquelle est logé cet organe et, immédiatement en arrière et un peu en dessus, la *racine du poumon*; une *base ou face diaphragmatique* moulée sur la face antérieure du diaphragme; un *sommet* situé derrière la première côte.

Dans sa structure le poumon offre : une enveloppe séreuse formée par la plèvre pulmonaire; un tissu fondamental d'aspect variable très résistant et doué d'une élasticité remarquable.

L'air emprisonné dans les infundibula pulmonaires rend ce tissu très léger, il surnage dans l'eau. Chez le fœtus qui n'a pas respiré le tissu pulmonaire est plus lourd que l'eau. La connaissance de ce fait est importante pour le médecin légiste.

Le tissu pulmonaire est partagé en un grand nombre de petits *lobules polyédriques* par des cloisons conjonctives qui semblent être des prolongements du chorion de la membrane séreuse extérieure. Chaque lobule reçoit un petit *tuyau bronchique* et celui-ci se prolonge dans le lobule par plusieurs courtes branches terminales dites *infundibula*, sur lesquelles s'abouchent un certain nombre de *vésicules élémentaires* ou *alvéoles*.

Les *vésicules pulmonaires* comprennent dans l'organisation de leurs parois: 1°, une membrane propre, mince, homogène; 2°, un épithélium simple et pavimenteux, continu avec l'épithélium de la bronche terminale; 3°, des vaisseaux capillaires formant saillie à leur face interne.

Le sang est amené au poumon par l'artère pulmonaire qui se ramifie jusqu'à passer à l'état de réseau capillaire dans les parois des vésicules aériennes. Le poumon reçoit également des vaisseaux lymphatiques et des nerfs.

Chez les ruminants le poumon gauche est divisé en deux lobes et le droit en présente quatre, dont un antérieur qui se recourbe en avant du cœur.

Corps thyroïde. Le *corps thyroïde* est constitué par deux lobes ovoïdes de couleur brun rougeâtre, situés très près et en arrière du larynx, sur le côté des deux premiers cerceaux de la trachée. Il présente dans sa structure une enveloppe fibreuse, un tissu propre ou parenchyme divisé en lobules, des vaisseaux et des nerfs.

Thymus. Le *thymus* est un organe transitoire qui n'existe que chez les fœtus et les très jeunes sujets et dont la nature se rapproche beaucoup de celle du corps thyroïde. Il est situé partie hors de la poitrine, partie dans cette cavité entre les deux lames du médiastin antérieur. Sa structure est lobuleuse.

Appareil de la Dépuration Urinaire.

L'appareil de la dépuration urinaire est chargé d'éliminer du sang, avec l'eau excédente et d'autres substances accessoires, les produits azotés excrémentitiels qui proviennent du mouvement vital. Il comprend dans sa description les *reins*, les *uretères*, la *vessie*, le *canal de l'urèthre* et deux petits organes accessoires, les *capsules surrénales*.

Reins. Ce sont deux organes glanduleux situés dans la cavité abdominale à droite et à gauche de la région sous-lombaire, appliqués contre les muscles grands psoas et maintenus dans cette position : 1°, par une atmosphère de tissu cellulo graisseux ; 2°, par le péritoine qui passe au dessous d'eux ; 3°, par la pression des organes digestifs contenus dans la cavité abdominale.

Le rein droit s'avance jusqu'au dessous des deux dernières côtes, tandis que le gauche ne dépasse guère, en avant, la dixhuitième. La forme du *rein gauche* rappelle plus ou moins celle d'un *haricot* tandis que le *rein* droit ressemble plutôt à un *cœur* de carte à jouer. Le bord interne du rein est profondément échancré pour former la *scissure* ou le *hile* du rein qui loge les vaisseaux et les nerfs de l'organe ainsi que l'origine de son canal excréteur.

Le poids moyen du rein droit est de 750 grammes, celui du gauche de 710 grammes. Le rein droit adhère par sa face inférieure soit au pancréas et à la capsule surrénale soit à la base du cæcum. Il est en rapport, par son bord antérieur, avec le lobe droit du foie. Le bord antérieur du rein gauche touche la base de la rate et l'extrémité gauche du pancréas.

Si l'on pratique une coupe horizontale du rein on constate qu'il est creusé d'une cavité dite *bassinet rénal* où vient se rendre l'urine secrétée dans la glande et qui sert d'origine à l'uretère. En regard de cet entonnoir, se trouve une *crête* très saillante sur laquelle on remarque les orifices des tubes urinifères. En avant et en arrière on voit deux grands diverticules auxquels on donne le nom de *bras du bassinet*. La muqueuse du bassinet se continue, d'une part, avec celle de l'uretère et, d'autre part, avec l'épithélium des tubes urinifères.

Les reins sont enveloppés d'une tunique fibreuse laquelle envoie une multitude de petits tractus dans leur intérieur. Le tissu glanduleux des reins se présente à l'extérieur avec une couleur rouge brun plus ou moins foncé suivant les individus. La substance qui compose ce tissu n'est pas homogène dans tous ses points: très foncée à l'extérieur où elle forme ce qu'on appelle la *couche corticale*, elle devient blanchâtre autour du bassinet rénal où elle constitue la *couche médullaire*; celle-ci prend une teinte lie de vin à son contact avec la première. A leur point de jonction ces deux couches figurent des festons irréguliers. La substance corticale, d'un aspect grenu, est parsemée de petites sphères rougeâtres appelées corpuscules de Malpighi; tandis que la substance médullaire paraît fibreuse et rayonnée. Cet aspect fibreux est dû à la présence de véritables canaux dits tubes urinifères ou de Bellini. Les tubes urinifères sont constitués par une membrane propre, tapissée à sa face interne par un épithelium simple. Le diamètre de ces tubes n'est pas partout le même. D'abord simple à sa naissance sur la crête du bassinet, le tube de Bellini se divise dichotomiquement; chacune des branches s'élève jusque dans la substance corticale, en présentant un diamètre uniforme, puis se bifurque pour former de chaque côté un tube d'union lequel se continue avec une sorte d'U très allongé ou tube ansiforme de Henle qui descend vers le centre du rein, remonte dans la substance corticale et s'abouche avec le corpuscule de Malpighi après avoir pris le nom de tube contourné.

Les corpuscules de Malpighi sont de petites vésicules qui logent un peloton de capillaires artériels ou glomérule rénal. Elles sont percées de deux ouvertures opposées, l'une faisant communiquer les corpuscules avec les tubes contournés, l'autre livrant passage aux vaisseaux afférent et efférent du gloméruł rénal.

Le rein possède une artère et une veine spéciales remarquables par leur énorme volume. L'artère fournit les vaisseaux afférents des glomérules de Malpighi. La veine sort du rein par le hile. Elle fait suite aux capillaires artériels.

A la surface de la glande on voit les *étoiles de Verheyen*, réunion de cinq à six petites branches veineuses qui convergent vers une veinule centrale.

Les reins reçoivent des lymphatiques et des nerfs. Ils apparaissent de bonne heure dans le foetus.

Uretères. L'uretère est un canal membraneux du diamètre d'une très grosse plume à écrire qui conduit l'urine du bassinet dans la vessie. Ce canal sort du rein par la scissure interne, se dirige vers la cavité pelvienne pour gagner la partie postérieure et supérieure de la vessie. Sa terminaison s'opère de la manière suivante : l'uretère perce d'abord la membrane musculeuse, parcourt un trajet de deux à trois centimètres entre cette membrane et la muqueuse et finit alors par s'ouvrir à la surface de cette dernière, disposition qui a pour but d'empêcher l'urine de refluer, lors des efforts d'expulsion, dans le conduit qui l'a apportée. Pour se rendre compte du but de cette disposition on peut insuffler de l'air dans la vessie et, après avoir lié le canal de l'urèthre, presser vigoureusement sur l'organe distendu sans faire sortir la plus petite bulle par l'uretère resté librement ouvert.

Le conduit excréteur du rein se compose de *trois tuniques* : une interne muqueuse ; une moyenne, musculeuse, et une externe formée par des fibres connectives et des fibres élastiques.

Vessie. C'est un réservoir membraneux logé dans la cavité pelvienne. Elle représente un ovoïde dont la grosse extrémité, tournée en avant, forme un cul-de-sac arrondi. L'autre extrémité se termine, en arrière, par un rétrécissement fortement prononcé qu'on appelle col de la vessie et qui donne naissance au canal de l'urèthre.

Chez le mâle la vessie répond : en haut, aux vésicules séminales ainsi qu'au rectum ; en bas, à la paroi inférieure du bassin. Chez la femelle la face supérieure est en rapport avec le vagin qui sépare la vessie du rectum. Le cul de sac de la vessie répond ordinairement à la courbure pelvienne du colon replié ; il est tapissé par le feuillet pariétal du péritoine qui constitue le principal appareil de fixité de ce réservoir. L'un des trois ligaments de la vessie formés par le péritoine se fixe sur la partie antérieure du cul-de-sac et peut se prolonger, en avant, sur la paroi inférieure de l'abdomen jusqu'à l'ombilic.

Le feuillet pariétal du péritoine ne tapisse que la région antérieure de la vessie. Cette disposition permet de pénétrer dans la vessie en passant par le rectum, sans traverser la cavité péritoniale.

L'embouchure des uretères et l'origine du canal de l'urèthre circonscrivent un espace triangulaire qui a reçu le nom de *trigone vésical*.

La muqueuse de la vessie est pâle, mince et continue avec la membrane profonde des uretères et du canal de l'urèthre. La couche musculaire qui double la muqueuse extérieurement est formée par trois plans superposés de fibres blanches affectant des directions différentes.

La vessie reçoit des vaisseaux, des lymphatiques et des nerfs.

Chez le fœtus la vessie s'avance sur la paroi inférieure de la cavité abdominale jusqu'à l'ouverture ombilicale. A l'époque de sa naissance elle se retire peu à peu au fond de la cavité pelvienne et finit bientôt par —

Capsules surrénales. On les trouve appliquées sur la face inférieure des reins tout près du bord interne. Les capsules surrénales présentent dans leur structure ; 1° une membrane d'enveloppe fibreuse émettant, par sa face interne, des lamelles qui s'enfoncent dans le parenchyme, en limitant des loges cylindriques subdivisées par des lamelles transversales ; 2°, un parenchyme décomposable en deux couches : la *substance corticale* et la *substance médullaire*. On rencontre également dans ces organes des vaisseaux, des nerfs et des lymphatiques.

Appareil de la Circulation.

L'économie animale est continuellement parcourue par deux fluides : le *sang* et la *lymphe* qui servent de véhicules aux principes nutritifs, qu'ils transportent au contact des éléments anatomiques, et aux produits de la désassimilation, qu'ils reprennent pour les éliminer de l'organisme. Ces fluides sont charriés dans les vaisseaux, tubes continus les uns aux autres. L'un de ces canaux s'étend des poumons dans toutes les parties du corps et est parcouru par le sang rouge ; le second s'étend de toutes les parties du corps dans les poumons, il est parcouru par le sang noir ; le troisième se porte de la plupart des organes vers le canal à sang noir dans lequel il se termine, il est parcouru par le sang blanc ou la lymphe.

Le canal à sang rouge et le canal à sang noir présentent à leurs extrémités d'innombrables ramifications par lesquelles elles s'abouchent et se confondent. Ces deux canaux sont renflés dans leur partie moyenne pour former le *cœur* organe central de l'appareil.

Du cœur dans son ensemble. Le cœur représente

une sorte de muscle creux dont la cavité est divisée par une épaisse cloison verticale en deux poches parfaitement indépendantes. L'une de ces deux poches, placées sur le trajet du sang noir, pousse ce fluide dans le poumon; l'autre, située sur le trajet du sang rouge, le chasse dans toutes les parties du corps. Chacune d'elle est subdivisée en deux compartiments superposés par un étranglement circulaire. Le compartiment supérieur reçoit la partie convergente ou centripète du canal sanguin, c'est-à-dire les veines, on l'appelle *oreillette*. L'inférieur donne naissance à la partie divergente ou centrifuge du même canal, il prend le nom de *ventricule*.

Les cavités du cœur se distinguent en *droites* ou *antérieures*, et *gauches* ou *postérieures* à cause de leur position relative.

Le cœur renfermé dans un sac fibro séreux qu'on désigne sous le nom de *péricarde* est placé dans la poitrine entre les deux lames du médiastin; en regard des troisième, quatrième, cinquième et sixième côtes, en avant du diaphragme et au-dessus du sternum. Il présente la forme d'un conoïde renversé dont l'axe, obliquement dirigé de haut en bas et d'avant en arrière se dévie légèrement à droite, à son extrémité supérieure. La capacité des cavités du cœur est difficile à déterminer. Des mesures prises par plusieurs observateurs semblent démontrer que la capacité du cœur droit est supérieure à celle du cœur gauche. Le poids moyen du cœur est de trois kilogrammes.

Conformation extérieure du cœur. Le cœur est divisé par un sillon horizontal en deux parties inégales; l'une supérieure comprenant les *oreillettes* ou la *masse auriculaire*; l'autre inférieure ou principale formée par les ventricules ou masse ventriculaire. La partie droite de la masse ventriculaire est partagée en deux sections par un sillon vasculaire parallèle à l'axe du coeur; la section antérieure appartient au ventricule droit; la postérieure au ventricule gauche. La face gauche est disposée de la même manière. Ces deux faces répondent aux plèvres et aux lobes pulmonaires. Le bord antérieur fortement oblique de haut en bas et d'avant en arrière est formé par le ventricule droit. Le bord postérieur beaucoup moins long que l'antérieur affecte une direction à peu près verticale. Le sommet du coeur est formé en entier par le ventricule gauche. La base répond à la masse auriculaire.

Masse auriculaire. Elle est divisée par un étranglement moyen en deux sections convexes qui répondent chacune à une oreillette. La trachée, les bronches et l'artère pulmonaire passent au dessus des oreillettes. Les extrémités, l'une antérieure l'autre postérieure, constituent deux appendices détachés nommés *auricules*.

La base de la masse auriculaire, opposée à la base des ventricules s'en trouve séparée sur la périphérie par le sillon horizontal du coeur.

Conformation intérieure du coeur. Le coeur est divisé en deux poches biloculaires par une cloison verticale appelée *septum cardiaque*. La partie postérieure de ce septum placée entre les deux oreillettes prend le nom de cloison interauriculaire. La partie inférieure constitue la cloison interventriculaire.

Ventricule droit. Il représente un cone creux dont la coupe horizontale ressemble à un croissant. La cavité de ce ventricule présente une paroi antérieure concave et une paroi postérieure convexe. Toutes deux sont hérissées de colonnes charnues. Les unes appelées *pilliers du cœur* ont un sommet libre sur lequel s'implantent des cordages tendineux qui viennent de la valvule auriculo ventriculaire; les autres s'attachent, par leurs extrémités, aux parois du cœur ou adhèrent dans toute leur longueur au tissu cardiaque. Le sommet du ventricule droit ne descend pas jusqu'à la pointe du cœur. La base est percée de deux grandes ouvertures : l'orifice *auriculo ventriculaire* et l'orifice *pulmonaire*. Le premier fait communiquer l'oreillette et le ventricule. Il est pourvu d'un repli valvuleux chargé de boucher exactement l'orifice quand le ventricule se contracte pour chasser le sang dans le poumon et appelé *valvule tricuspide* à cause de sa forme. Le bord libre de cette valvule, découpé en trois festons, est fixé aux parois ventriculaires au moyen de cordages tendineux qui partent du sommet des piliers charnus. L'orifice pulmonaire, situé en avant et à gauche du précédent, représente l'embouchure de l'artère pulmonaire. Il est garni de trois *valvules* dites *sigmoïdes*, suspendues à l'entrée de l'artère pulmonaire comme trois nids de pigeons réunis en triangle.

Lorsque la contraction du ventricule cesse, ces valvules s'abaissent et s'opposent au reflux du sang dans la cavité ventriculaire.

Oreillette droite. La cavité de l'oreillette droite représente une sorte de couvercle fortement concave qui surmonte l'orifice auriculo ventriculaire. Sa paroi postérieure répond à la cloison interauriculaire, traversée chez le foetus par le *trou de Betal*. Sa paroi supérieure offre l'embouchure de la veine cave antérieure et celle de la veine azygos.

Ventricule gauche. Situé en arrière et à gauche

du ventricule droit. C'est une cavité cylindro conique dont la coupe transversale donne la figure d'un cercle irrégulier. Le sommet de cette cavité occupe la pointe du cœur. La base est percée d'un orifice *auriculo ventriculaire* et d'un orifice *aortique*. L'orifice auriculo ventriculaire est garni d'une membrane appelée *valvule bicuspide* ou *mitrale* parcequ'elle est découpée en plusieurs festons dont deux principaux. L'orifice aortique, ainsi nommé parcequ'il constitue l'origine de l'artère aorte, se trouve en avant et à gauche du précédent. Il est pourvu de trois valvules sigmoïdes.

Oreillette gauche. Ressemble à l'oreillette droite et, comme elle, représente une sorte de couvercle placé au dessus de l'orifice auriculo ventriculaire. Sa paroi supérieure est percée de quatre à huit orifices, embouchures des veines pulmonaires.

Structure du cœur. Le tissu musculeux qui forme le cœur s'appuie sur une charpente fibreuse disposée en anneaux au pourtour des orifices auriculo ventriculaires et artériels. Ces anneaux fibreux ou *Cercles tendineux de Lower* sont au nombre de quatre, un pour chacun des orifices percés à la base de la masse ventriculaire. Ils représentent pour les fibres musculaires du cœur les leviers osseux sur lesquels naissent et se terminent les fibres des muscles de l'appareil locomoteur. Dans le point d'adossement des zones aortiques et auriculo ventriculaires, on rencontre fréquemment chez les solipèdes un noyau cartilagineux qui s'ossifie chez les grands ruminants.

Le tissu musculaire du cœur appartient au système de la vie organique puisqu'il entre en contraction sans la participation de la volonté. Cependant il est formé de fibres rouges striées ce qui constitue une exception aux lois de l'organisation et peut s'compliquer par l'énergie des contractions que le cœur doit produire pour chasser le sang dans toutes les parties du corps.

Au point de vue de l'arrangement des fibres qui les constituent essentiellement on peut comparer les deux ventricules à deux sacs musculeux inclus dans un troisième c'est-à-dire que chaque ventricule est formé de fibres musculaires propres recouvertes extérieurement et intérieurement par une couche de fibres unitives qui enveloppent en commun les deux ventricules. La cloison interventriculaire résulte de l'adossement du système gauche et du système droit. Les fibres unitives partent des zones fibreuses de la base du cœur et descendent vers le sommet de l'organe. Arrivées près de la pointe du cœur elles se fléchissent du bas en haut pour pénétrer dans les ventricules par l'extrémité inférieure de ceux-ci et s'étaler dans chacun d'eux à la face interne du plan de fibres propres.

Les fibres des oreillettes sont, ou communes aux deux cavités ou propres à chacune d'elles.

Le sang est apporté au tissu musculaire du cœur par les artères coronaires qui émanent du tronc aortique; l'une rampe dans le sillon horizontal, l'autre rampe dans le sillon vertical du cœur. Les lymphatiques sont très nombreux. Les nerfs proviennent du pneumogastrique et du sympathique.

Membranes séreuses du cœur. Les cavités du cœur sont tapissées par deux membranes séreuses appelées endocardes, dont une occupe les cavités droites et une les cavités gauches. Ces membranes se prolongent dans les veines et les artères pour constituer la tunique interne de ces vaisseaux. L'endocarde du cœur droit reflète une teinte rougeâtre plus foncée dans le ventricule.

Du Péricarde. Le péricarde ou la séreuse propre du cœur est un sac membraneux qui renferme ce viscère, le fixe dans la cavité thoracique et favorise ses mouvements par le poli de sa surface. Ce sac est formé d'un feuillet fibreux en dedans duquel se trouve étalée une membrane séreuse divisée en deux parties, l'une pariétale, l'autre viscérale. La lame pariétale adhère de la manière la plus intime à la face interne du feuillet fibreux; la lame viscérale enveloppe le cœur et l'origine des gros troncs vasculaires de cet organe. La face libre de cette lame se met en contact avec celle du feuillet pariétal. La cavité du péricarde n'est jamais remplie complètement par le cœur.

Artères. On donne le nom d'*artères* aux vaisseaux centrifuges c'est-à-dire à ceux qui portent le sang du cœur aux organes. Ces vaisseaux procèdent du cœur par deux troncs, l'un, naissant du ventricule droit, est affecté au transport du sang noir et constitue l'*artère pulmonaire* ou vaisseau centrifuge de la petite circulation; l'autre, destiné au sang rouge est appelé *artère aorte* ou vaisseau centrifuge de la grande circulation. Simples à leur point de départ, les deux systèmes artériels se divisent bientôt en troncs moins volumineux subdivisés eux-mêmes en rameaux décroissants qui finissent par se réduire à un diamètre extrêmement ténu. Le volume total des troncs secondaires l'emporte sur celui du tronc primitif.

Chaque tube artériel affecte une forme régulièrement cylindrique quelque soit son volume. Les rameaux artériels se détachent angulairement des branches mères qui leur donnent naissance. L'angle de séparation est plus ou moins aigu et, comme conséquence, ralentit plus ou moins le cours du sang. Vers le point de séparation on remarque toujours à l'intérieur du vaisseau une sorte d'*éperon* dont le bord tranchant, tourné du côté du cœur, divise le courant sanguin et diminue ainsi les résistances.

Les artères tendent constamment à s'éloigner des parties superficielles pour se loger parmi les parties profondes et se dérober ainsi à l'action des causes vulnérantes extérieures. Elles sont tantôt rectilignes et tantôt plus ou moins flexueuses. Dans leur trajet elles peuvent se mettre en rapport avec les viscères, les nerfs, les muscles, les os, la peau, le tissu conjonctif. Très souvent elles sont reliées entre elles par des communications qui ont reçu le nom d'*anastomoses* dont la connaissance est du plus haut intérêt pratique.

Les branches qu'une artère distribue dans les organes se distinguent en *terminales* et en *collatérales*. Ces dernières naissent à diverses hauteurs sur le trajet même des artères en s'échappant latéralement. Les artères se terminent dans l'épaisseur des tissus par des ramuscules excessivement tenus dont l'ensemble représente le *système capillaire*. Les parois des artères comprennent *trois tuniques* superposées : une interne, une moyenne et une externe. La tunique interne se continue d'une part avec l'endocarde du cœur gauche, d'autre part, avec les capillaires et les veines. La tunique moyenne est remarquable par son épaisseur, son élasticité et la couleur jaune qu'elle présente dans les gros vaisseaux. Elle a pour base des fibres élastiques, des fibres connectives et des fibres musculaires lisses. La tunique externe n'est autre chose qu'une lame de tissu conjonctif ; elle jouit d'une grande force de résistance.

Dans les capillaires les parois sont formées par une mince membrane comprenant une seule couche de cellules.

Les artères possèdent des vaisseaux appelés *vasa vasorum*

et des nerfs dits *vaso moteurs*.

Artère pulmonaire. Cette artère naît du ventricule droit se dirige en haut puis en arrière, arrive au dessus de l'oreillette gauche où elle se divise en deux artères secondaires, une pour chaque poumon. Ces artères pénètrent avec les bronches dans le tissu pulmonaire et s'y ramifient exclusivement.

Artère aorte ou arbre aortique. Elle naît de la base du ventricule gauche et s'élève sous la colonne dorso-lombaire, en décrivant une courbe à concavité postérieure et inférieure : A cinq ou six centimètres du coeur, le tronc aortique donne naissance aux artères aortes antérieure et postérieure.

L'artère aorte laisse échapper à gauche et à droite de la base du coeur, les *artères cardiaques* (droite & gauche) exclusivement destinées au tissu de cet organe. Chacune d'elles se partage en deux branches, une branche horizontale et une branche verticale, lesquels rampent dans les sillons du coeur et émettent un nombre assez considérable de rameaux.

Artère aorte postérieure. Cette artère, véritable continuation du tronc aortique se dirige en haut et en arrière, en décrivant une courbe connue sous le nom de crosse de l'aorte. Elle gagne ainsi le côté gauche de la face inférieure du rachis, traverse l'anneau circonscrit par les deux piliers du diaphragme, pénètre dans la cavité abdominale et se prolonge jusqu'à l'entrée du bassin où elle se termine par une double bifurcation d'où résultent les *artères iliaques externes* et *iliaques internes*.

Sur son trajet l'aorte postérieure donne naissance aux artères *intercostales*, *diaphragmatiques*, *lombaires* et *sacrée moyenne*. Les branches viscérales qui s'en détachent sont :

1° Le tronc broncho œsophagien, destiné au poumon, à la plèvre viscérale, au médiastin et à l'œsophage.
2° Le tronc cœliaque qui se partage en trois branches: a/, une moyenne, l'artère gastrique (destinée à l'estomac) b/, une droite, l'artère hépatique (destinée au foie) et c/ une gauche l'artère splénique (destinée à la rate).-
3° L'artère grande mésentérique qui se distribue à l'intestin grêle, au cœcum, au colon replié et au colon flottant.
4° L'artère petite mésentérique qui porte le fluide sanguin au colon flottant et au rectum.
5° Les artères rénales, spermatiques et testiculaires.

Artères iliaques externes. Branches externes de la quadrifurcation de l'aorte postérieure, les artères iliaques fournissent le sang aux membres postérieurs. En se prolongeant sur la face interne de la cuisse l'artère iliaque prend le nom d'artère fémorale à laquelle fait suite l'artère poplitée. Celle-ci, donne naissance à l'artère tibiale postérieure laquelle forme l'artère pédieuse perforante et à l'artère tibiale antérieure qui fournit les artères collatérales du canon. Ces dernières donnent naissance aux artères digitales qui se distribuent dans le pied.

Artère aorte antérieure. Après un trajet de cinq à six centimètres, elle se divise en deux branches qui constituent les troncs brachiaux ou artères axillaires.

Les artères axillaires sortent de la poitrine en contournant le bord antérieur de la première côte, puis s'infléchissent en arrière et en bas, pour se placer à la face interne du membre antérieur et se continuer en dedans du bras en prenant le nom d'artère humérale. Les artères axillaires laissent échapper sur leur trajet les artères dorsale, cervicale supérieure et vertébrale. L'artère humérale se continue par les artères *radiales antérieure* et *postérieure*. L'artère radiale postérieure donne naissance à l'artère *collatérale du canon*.

A peu de distance de son origine l'artère axillaire droite fournit le *tronc céphalique* qui se continue par les deux *carotides primitives*, lesquelles distribuent le sang au cou, à la tête et aux centres nerveux.

Des veines. Les *veines* sont les vaisseaux centripètes du système circulaire ; elles ramènent au coeur le sang qui a été porté du coeur aux organes. Les unes reviennent du poumon, charrient du sang rouge, et convergent vers l'oreillette gauche ; ce sont les veines pulmonaires ou de la petite circulation. Les autres sortent du sein de tous les organes, transportent le sang noir et s'ouvrent dans l'oreillette droite ; ce sont les veines de la circulation générale.

Les veines après avoir succédé au réseau qui termine les artères forment une série de ramifications convergentes aboutissant à plusieurs gros troncs veineux qui se jettent dans l'oreillette droite du coeur.

La plus grande analogie existe entre les veines et les artères. Cependant les veines sont plus nombreuses que les artères et elles forment un réseau sous cutané qui n'a point de représentant dans le système artériel.

Conformation intérieure. L'intérieur des veines est remarquable par la présence de *replis valvuleux* dont la disposition rappelle en principe celle des soupapes sigmoïdes du coeur. Toutes les veines n'en sont point pourvues et dans les vaisseaux où on les rencontre elles peuvent être plus ou moins nombreuses. Ces valvules ont pour usage de favoriser le cours du sang.

Dans leur structure, les parois des veines comprennent une tunique interne endothéliale et une tunique externe conjonctive.

Veines pulmonaires. Elles se comportent d'une manière analogue aux artères correspondantes. Elles sont logées dans l'épaisseur du poumon et se rassemblent en quatre à huit troncs qui s'ouvrent sur le plafond de l'oreillette gauche après être sorties de l'organe pulmonaire immédiatement au-dessus de l'origine des bronches.

Veines cardiaques ou coronaires. Logées dans les sillons du coeur, elles ramènent le sang de cet organe dans l'oreillette droite.

Veine cave antérieure. C'est la veine correspondante de l'aorte antérieure. Elle s'étend depuis l'entrée de la poitrine jusqu'à l'oreillette droite sur le plafond de laquelle elle s'insère. Les racines de ce vaisseau sont constituées par les deux *jugulaires* et les deux veines *axillaires*. Elle reçoit en outre comme affluents collatéraux les veines *thoracique interne*, *vertébrale*, *cervicale supérieure*, *dorsale* et la *grande veines azygos*.

La veine jugulaire correspond à l'artère carotide. Elle se trouve logée dans l'interstice musculaire désigné sous le nom de *gouttière jugulaire*. Les jugulaires se réunissent près de l'entrée de la poitrine en formant le *confluent des jugulaires*. Ces vaisseaux ramènent au coeur le sang du cerveau, de la tête et du larynx.

Veine axillaire. Confluent général de toutes les veines du membre thoracique et de quelques veines du tronc, la veine axillaire commence sous l'articulation scapulo humérale, entre dans la poitrine et se jette alors dans le confluent des jugulaires pour constituer avec ces deux vaisseaux la veine cave antérieure.

En étudiant, de leur origine à leur embouchure, les nombreuses branches qui concourent à la formation de ce tronc veineux on reconnait :

1° Qu'elles forment dans le pied un très riche réseau d'où procèdent les veines digitales, vaisseaux satellites des artères homonymes.

2° Qu'à ces veines digitales réunies en arcade au dessus des grands sésamoïdes, succèdent trois *branches métacarpiennes* ou *collatérales du canon*.

3°. Que les métacarpiennes s'abouchent également ensemble dans la région supérieure et postérieure du carpe, pour former en se séparant de nouveau deux groupes de *veines antibrachiales* : 1°, la *cubitale* et 2°, les *radiales*.

4° Qu'au niveau de l'articulation du coude, ces deux groupes de veines antibrachiales se réunissent au vaisseau satellite de l'artère radiale antérieure et communiquent par un système très compliqué d'anastomoses d'où résulte un tronc principal la veine *humérale*.

5° Que la veine humérale, après avoir reçu sur son trajet plusieurs rameaux musculaires et la veine *sous cutanée thoracique*, se joint, vers l'articulation de l'épaule, avec le *tronc sous scapulaire* pour former la *veine axillaire*.

Veine cave postérieure. Cette veine commence à l'entrée du bassin par deux grosses racines, les *troncs pelvicruraux*. De ce point elle se dirige en avant, sous le corps des vertèbres des lombes, se loge dans la scissure antérieure du foie, traverse le centre aponévrotique du diaphragme et va s'ouvrir dans la partie postérieure et externe de l'oreillette droite du coeur.

Afférents collatéraux. Les vaisseaux aussi considérables

que nombreux qui viennent se dégorger dans la veine cave postérieure sont, en les énumerant d'avant en arrière :

1° Les veines *diaphragmatiques* ;

2° La *veine porte*, tronc sur lequel se rassemblent la plus grande partie des veines viscérales de l'abdomen et qui au lieu de s'aboucher directement avec la veine cave, se divise dans le foie à la manière d'une artère, puis se trouve reconstituée en un certain nombre de grosses branches, les *vaisseaux sus hépatiques*, qui se jettent dans la veine cave à son passage dans la scissure antérieure du foie.

Les trois racines de la veine porte sont :

a/ La veine *grande mésentérique* ou *mésaraïque antérieure* qui correspondent à l'artère grande mésentérique et ramène le sang de l'intestin grêle, du cæcum, du colon replié et de l'origine du colon flottant.

b/ La veine *petite mésentérique* ou *mésaraïque postérieure* qui ramène le sang du colon flottant et du rectum.

c/ La veine *splénique* qui vient de la rate.

La veine porte reçoit encore les veines *gastriques* qui viennent de l'estomac.

3° Les veines *rénales*.

4° Les veines *spermatiques*.

5° Plusieurs veines *lombaires*.

Troncs pelvi cruraux. Ces vaisseaux forment en se fusionnant la veine cave postérieure.

Leurs veines comprennent : 1°, la veine *iliaque interne* qui correspond à l'artère du même nom ; 2°, la veine *iliaque externe* qui reçoit le sang du membre postérieur. Elle commence au bord antérieur du pubis où elle se continue par la veine *fémorale*. Celle-ci se continue par la veine *poplitée*. La veine poplitée résulte de la fusion des deux veines *tibiales*.

Les veines tibiales reçoivent les veines métatarsiennes qui ramènent le sang de la région digitée.

Des lymphatiques. Préposés à l'absorption et au transport du chyle et de la lymphe, les vaisseaux lymphatiques sont des canaux à direction convergente, à parois transparentes et minces, qui prennent naissance dans le sein des organes par de fins radicules, et qui, après avoir traversé un ou plusieurs *ganglions*, se jettent dans le système veineux par deux troncs : le *canal thoracique* et la *grande veine lymphatique*.

Les lymphatiques ressemblent beaucoup aux veines. La forme des canaux lymphatiques est noueuse et cylindrique, mais les nodosités extérieures de ces vaisseaux sont beaucoup mieux marquées et plus rapprochées que dans les veines, ce qui tient au nombre plus considérable et au plus grand développement des valvules.

Le nombre des lymphatiques d'une région est toujours beaucoup plus élevé que celui des veines.

L'origine des lymphatiques est très difficile à observer. Suivant les uns les lymphatiques prendraient naissance dans le réseau capillaire sanguin. Cette hypothèse n'est guère soutenue aujourd'hui.

Mascagni vers la fin du siècle dernier (1767) avait émis l'opinion que les lymphatiques ont pour unique origine les mailles du tissu conjonctif. Cette opinion a été reprise, en 1862, par Recklinghausen et Virchow en Allemagne et par Ranvier en France. D'après cette manière de voir le tissu conjonctif deviendrait un substratum nutritif. Les séreuses qui d'après cette théorie seraient de grandes mailles de tissu conjonctif, deviendraient de grands sacs lymphatiques où baigneraient les viscères.

Ganglions lymphatiques. Ce sont des organes ovoïdes, de volume variable, gris rougeâtres, quelquefois bruns, placés sur le trajet des vaisseaux lymphatiques. Ils se rassemblent le plus souvent en groupes dans certaines régions telles que l'espace intramaxillaire, le pli de l'aine, etc.

Structure. Schématiquement un ganglion lymphatique élémentaire serait constitué par une portion dilatée d'un vaisseau lymphatique dans laquelle pénétrerait une anse vasculaire reliée aux parois de l'ampoule par du tissu conjonctif réticulé dont les mailles seraient remplies de leucocytes. La portion du lymphatique qui aborde la dilatation représenterait le vaisseau *afférent* du ganglion ; celle qui en sort le vaisseau *efférent*. Le *hile* serait le point de pénétration du vaisseau sanguin. Les ganglions les plus volumineux représentent une agrégation de ganglions élémentaires, comme celui que nous venons de décrire.

Canal thoracique. C'est le confluent général de tous les lymphatiques du corps, à l'exception de ceux qui reviennent du membre antérieur droit et de la moitié droite de la tête, du cou et du thorax. Il s'étend sous la colonne vertébrale depuis la première vertèbre lombaire jusqu'en dehors de l'entrée du thorax. Son origine est marquée par un renflement très irrégulier décrit sous le nom de *réservoir sous lombaire* ou de *citerne de Pecquet* et dans lequel viennent aboutir les principaux affluents du canal thoracique lui-même. Ce dernier se dirige en avant, traverse le diaphragme, sort de la poitrine et se termine par une ampoule analogue à celle qui existe à l'origine du conduit, mais beaucoup plus petite, ampoule qui s'ouvre dans la veine cave antérieure.

Le canal thoracique peut se dédoubler sur une partie

de son trajet et présenter un grand nombre de variétés. Il reçoit les lymphatiques du membre abdominal, du bassin, des parois abdominales, des organes pelvi inguinaux, des viscères digestifs abdominaux; des organes contenus dans la poitrine, du thorax, de la tête, du cou et du membre antérieur gauche.

Grande veine lymphatique. La grande veine lymphatique part des ganglions prépectoraux du côté droit; elle reçoit les lymphatiques du membre antérieur droit, des régions axillaire et costale superficielle droites et de la moitié droite de la tête, du cou du diaphragme. Elle s'ouvre habituellement à la jonction des jugulaires, à côté du canal thoracique.

Appareil de l'Innervation.

L'appareil de l'innervation est celui qui donne à l'animal la sensibilité, la volonté, l'instinct et l'intelligence. Il comprend une partie centrale et une partie périphérique. La première, logée dans le canal rachidien porte le nom d'*axe cérébro spinal* ou *encephalo rachidien*; la seconde comprend les *nerfs*.

L'*axe* proprement dit ou la tige logée dans le canal rachidien forme la *moelle épinière*; l'extrémité renflée dans la boîte cranienne prend le nom d'*encéphale*.

Les *nerfs* ont la forme de cordons fasciculés qui sortent par les orifices percés à la base du crâne ou des trous intervertébraux et se portent au sein de tous les organes en se ramifiant à la manière des artères qu'ils accompagnent généralement. Ils prennent leur origine sur l'axe médullaire et sur son prolongement encéphalique par des racines supérieures partant de la face correspondante de l'axe spinal et par des racines inférieures s'échappant de l'autre face.

A leur sortie du conduit osseux qui leur livrent passage, les radicules de chaque nerf sont toujours réunis en un tronc commun. A l'origine de ce tronc existe un renflement grisâtre appelé *ganglion*, mais ce renflement appartient exlusivement aux fibres supérieures. Après un trajet plus ou moins long ce tronc se divise en branches point de départ de tous les rameaux nerveux de l'économie.

Structure du système nerveux. Deux substances particulières, l'une *grise*, l'autre *blanche*, entrent dans l'organisation des appareils nerveux. Ces deux substances sont formées, la première par des tubes nerveux et des cellules nerveuses réunis, la seconde par des tubes seulement. Les tubes nerveux sont composés d'articles soudés bout à bout. Chaque article est formé d'une gaine (*gaine de Schwann*) membrane mince et homogène au dessous de laquelle existe une couche de protoplasma renfermant un noyau. L'axe des articles est occupé par une tige cylindrique grêle (*cylindre axe*) et l'espace compris entre le cylindre axe et le protoplasma est rempli par une substance visqueuse opaque, se colorant en noir par l'acide osmique (*myéline*). Le cylindre axe n'est pas interrompu aux points de contact des articles, il traverse les étranglements annulaires de la fibre nerveuse et s'étend d'un bout à l'autre de celle-ci. La myéline peut manquer.

Les *cellules* ou *corpuscules nerveux* sont volumineux et formés par une masse de protoplasma granuleux sans membrane d'enveloppe au sein de laquelle existe de nombreuses fibrilles. Les cellules nerveuses sont munies de *prolongements* ou *pôles* dont le nombre varie de un à cinq. Chez les mammifères, un seul de ces prolongements appelés *prolongements nerveux* établit des relations entre une cellule et un tube nerveux ; les autres se ramifient aux prolongements des cellules voisines.

Dans les cordons nerveux on ne rencontre absolument que des tubes élémentaires disposés en longs faisceaux lesquels sont rassemblés en fascicules successivement croissants. Une enveloppe cellulo vasculaire, le *névrilème*, rassemble tous ces fascicules en un seul cordon et fournit une gaine spéciale autour de chacun d'eux.

Enveloppes protectrices de l'axe cérébro spinal.

L'appareil encéphalo rachidien se trouve logé dans un étui osseux, le canal rachidien, étui prolongé en avant par la boîte crânienne, mais il est protégé d'une manière plus immédiate par trois enveloppes qui ont reçu les noms de *dure-mère*, *arachnoïde* et *pie mère*. Ces enveloppes sont désignées d'une manière générale par le nom de *méninges* et distinguées en méninge externe, méninge moyenne et méninge interne.

La *dure mère* ou la *méninge externe* est une forte membrane fibreuse en rapport avec les parois du crâne et du canal rachidien dont elle répète exactement la forme.

L'*arachnoïde* ou la *méninge moyenne* représente une tunique de nature séreuse décomposée en deux feuillets, l'une externe appliquée sur la face interne de la dure mère, l'autre interne, étalée, par l'intermédiaire de la pie mère sur l'axe cerebro spinal. La lame viscérale de l'arachnoïde se trouve sur toute l'étendue de la moëlle éloignée de cet organe par un espace assez considérable dans lequel est accumulé le *fluide céphalo rachidien*.

La *pie mère* ou la *méninge interne* est l'enveloppe propre de la tige nerveuse centrale ; elle est unie au feuillet viscéral de l'arachnoïde par du tissu conjonctif plus ou moins serré, entre les mailles duquel se trouve déposé le *fluide sous-arachnoïdien*.

De la moëlle épinière. La moëlle épinière est cette portion des centres nerveux qui occupe le canal rachidien, commençant au niveau du trou occipital et se terminant en pointe vers le bord supérieur du canal sacré. Son poids est d'environ trois cents grammes chez le cheval.

Entre la cinquième vertèbre cervicale et la deuxième vertèbre du dos, la moëlle épinière forme un renflement oblong désigné sous le nom de *renflement ou bulbe brachial*. Vers le milieu des lombes elle augmente de nouveau pour constituer le *renflement ou bulbe crural*.

De chaque côté de la moëlle on remarque sur son plan supérieur, la double série des racines sensitives et des racines motrices des nerfs rachidiens.

En coupant une moëlle en travers on remarque que cet organe est parcouru par un canal central tapissé par une membrane appelée *épendyme*. Cette coupe montre encore deux sillons médians dont l'inférieur est plus long et plus profond que le supérieur. Ces deux sillons sont séparés par deux rubans de substance nerveuse appelés *commissure blanche* et *commissure grise*. Chaque moitié de la moëlle représente un demi cylindre de substance blanche au centre duquel existe un amas de substance grise. Celle-ci envoie un prolongement supérieur appelé *corne grise supérieure* et un prolongement inférieur appelé *corne grise inférieure*. La substance grise forme donc dans son ensemble une sorte d'*H* majuscule. Il résulte de cette disposition de la substance grise que la substance blanche se trouve divisée en *trois cordons* ou faisceaux secondaires : un supérieur parfaitement isolé, un latéral et un inférieur communiquant ensemble.

Dans la structure de la moëlle on rencontre également du tissu conjonctif nommé *névroglie*, ou ciment nerveux et des vaisseaux.

De l'encéphale. L'encéphale est cette portion de l'appareil nerveux central qui se trouve logé dans la boîte cranienne. Il succède sans ligne de démarcation à la moëlle épinière dont il peut être considéré, au figuré, comme une sorte d'efflorescence. Il représente une masse ovoïde allongée d'avant en arrière et très légèrement déprimée de dessus en dessous. Quand on le considère par sa face supérieure on découvre d'abord en arrière un pédicule blanc, prolongement de la moëlle épinière et un lobe impair, de couleur grise désigné sous le nom de *cervelet*. En avant de celui-ci se remarquent deux autres lobes séparés du premier par une profonde scissure transversale dans laquelle s'enfonce la *tente du cervelet*; isolés l'un de l'autre sur la ligne médiane par une autre scissure non moins profonde. Ces deux lobes constituent le cerveau et sont appelés communément les *hémisphères cérébraux*.

En retournant l'encéphale pour en examiner la face inférieure, on voit que le pédoncule postérieur de l'organe, suite de la moëlle épinière se prolonge en dessous du cervelet qui est soudé sur les parties latérales de sa face supérieure et se prolonge ensuite dans les hémisphères cérébraux, en pénétrant par leur face inférieure, derrière deux gros cordons blancs, les *nerfs optiques*, lesquels marquent la limite antérieure de ce prolongement. On leur a donné le nom d'*isthme encéphalique* parcequ'il représente en effet, un lieu intermédiaire aux trois renflements qui forment la masse principale de l'encéphale. La partie cranienne de la masse nerveuse centrale se compose donc de trois appareils: l'isthme de l'encéphale, prolongement de la moëlle épinière, le cervelet et le cerveau, lobes renflés, greffés sur la face supérieure et l'extrémité antérieure de ce pédoncule.

Dans l'encéphale, il n'existe point d'espaces sous arachnoïdiens. Il jouit d'une immobilité presqu'absolue. Le poids total de l'encéphale est en moyenne chez le cheval de 650 grammes, chez la vache de 480, chez le mouton et la chèvre de 130, chez le porc de 160 et chez le chien de 180.

De l'Isthme. *L'isthme ou moëlle allongée* est un prolongement prismatique de la moëlle épinière, supportant le cervelet, se terminant dans les hémisphères cérébraux, augmentant d'épaisseur d'arrière en avant. Sa face inférieure se trouve croisée à peu près dans son milieu, par un épais faisceau de fibres arciformes constituant la *protubérance annulaire*, le *pont de Varole* ou le *mésocéphale*. Tout ce qui est en arrière de ce faisceau appartient au *bulbe rachidien*; ce qui existe en avant forme les *pédoncules cérébraux*. Sur sa face supérieure on remarque d'arrière en avant: la coupe des pédoncules du cervelet, la valvule de Vieussens, les tubercules quadrijumeaux et les couches optiques.

Bulbe rachidien. Partie postérieure de l'isthme encéphalique logée dans la gouttière de l'apophyse basilaire. Sur la ligne médiane de sa face inférieure, on remarque un sillon creusé entre deux saillies très allongées qui portent le nom de *pyramides du bulbe*. Sa face supérieure couverte par le cervelet est creusée dans son milieu d'une excavation qui constitue le plancher du quatrième ventricule. Cette excavation présente en arrière un angle taillé en forme de bec de plume et nommé pour cette raison *calamus scriptorius*. Deux épais cordons, prolongement des faisceaux supérieurs de la moëlle, bordent de chaque côté le calamus scriptorius. On les désigne sous le nom de *corps restiformes*.

Protubérance annulaire. Saillie transversale située entre le bulbe rachidien et les pédoncules cérébraux. Ses extrémités se recourbent en haut pour se prolonger dans l'épaisseur du cervelet, sous forme de deux gros cordons constituant les pédoncules cérébelleux moyens. Elle n'existe point chez les oiseaux.

Pédoncules cérébraux. Limités en arrière par le bord antérieur de la protubérance; en avant, ils se trouvent circonscrits par les nerfs optiques, qui se développent obliquement autour de l'extrémité antérieure de ces pédoncules et viennent se réunir sur la ligne médiane en avant du tubercule cendré, en formant une commissure appelée *chiasma des nerfs optiques*.

Pédoncules cérébelleux. Le cervelet se trouve attaché sur la face supérieure de l'isthme par deux gros et courts funicules latéraux de substance blanche entre lesquels est compris le ventricule postérieur. Trois faisceaux entrent distinctement dans la composition de chacun de ces funicules; un antérieur, un postérieur, un moyen. Le pédoncule cérébelleux moyen est formé par le prolongement des extrémités de la protubérance: Le postérieur est formé par le corps restiforme.

Valvule de Vieussens. Mince lamelle blanche qui réunit l'un à l'autre les deux pédoncules cérébelleux antérieurs. Sa face inférieure concourt à former le plafond du ventricule cérébelleux.

Tubercules quadrijumeaux. Ce sont quatre éminences arrondies, accolées deux à deux, qui surmontent en arrière les pédoncules cérébraux. Les deux postérieures plus petites portent encore le nom d'*éminences testes* et les deux antérieures celui d'éminences nates.

Couches optiques. Le nom de couches optiques est donné à la région de la face supérieure de l'isthme qui se trouve situé en avant des tubercules quadrijumeaux. Ces couches optiques sont donc placées au dessus de la partie antérieure des pédoncules cérébraux. En dehors, la couche optique offre deux saillies dites *corps genouillés* et distinguées en externe et interne.

Glande pituitaire. Petit tubercule discoïde fixé à l'extrémité antérieure de la scissure interpédonculaire par l'intermédiaire de la tige pituitaire et du tubercule cendré.

Conformation intérieure de l'isthme. L'isthme encéphalique se trouve creusé au niveau des couches optiques d'une cavité centrale appelée *aqueduc de Sylvius* qui aboutit sous la valoule de Vieussens dans le *ventricule postérieur*, autre cavité comprise entre le cervelet et le bulbe rachidien. Une ouverture appelée ouverture commune antérieure ou *trou de Monro*, fait communiquer le ventricule moyen avec les ventricules latéraux.

Le ventricule postérieur, situé sous le cervelet, communique, par l'aqueduc de Sylvius, avec le ventricule moyen. La substance grise dans l'isthme se trouve reléguée profondément dans l'épaisseur de l'organe du moins sur le plus grand nombre de points.

Du Cervelet. Le cervelet ou renflement postérieur de l'encéphale est logé dans le compartiment postérieur de la cavité crânienne. Son poids est en moyenne de 70 grammes sur le cheval hongre et de 61 grammes sur le cheval entier et sur la jument. C'est une masse presque globuleuse allongée transversalement, parcourue, à sa surface extérieure, par un grand nombre de sillons, dont deux principaux règnent circulairement de chaque côté de la ligne médiane tout autour de l'organe qu'ils partagent en *trois lobes*, un médian et deux latéraux.

Le lobe moyen a été comparé à un ver à soie enroulé circulairement autour de la partie moyenne du cervelet et dont les deux extrémités viennent se réunir à la face inférieure de l'organe. Les lobes latéraux ont la forme de deux segments irréguliers de sphère; leur surface est sillonnée et lobulée en tous sens.

Le cervelet concourt par son plan inférieur et la face interne de ses pédoncules à former la cavité déjà décrite sous le nom de ventricule postérieur ou cérébelleux.

La substance grise répandue sur toute la surface de l'organe constitue la couche corticale des différents segments dont il se compose. Quant à la substance blanche, enveloppée de tous côtés par la première, elle forme deux épais noyaux réunis et confondus sur la ligne médiane, dans l'épaisseur du lobe moyen. Ils envoient au sein de chaque lobule principal une épaisse et longue branche ramifiée dans les lobules secondaires et constituant une fort belle arborisation désignée justement sous le nom d'*arbre de vie*.

Du Cerveau. Le cerveau, partie principale de l'encéphale comprend les deux lobes antérieurs de cet appareil, c'est-à-dire les *hémisphères cérébraux*, accolés sur la ligne médiane, réunis l'un à l'autre dans leur partie centrale par une commissure transversale et l'isthme encéphalique, dont l'extrémité antérieure pénètre, en bas, dans la profondeur de leur substance. Le cerveau pèse en moyenne 433 grammes chez l'étalon, 402 grammes chez la jument, 419 grammes chez le cheval hongre.

Chaque hémisphère, ou chaque moitié latérale du cerveau

représente un segment d'ovoïde dont la surface offre à étudier des saillies plus ou moins sinueuses, séparées les unes des autres par des sillons profonds et auxquels on a donné le nom de *circonvolutions cérébrales*. Une circonvolution peut comprendre plusieurs *plis*. Sur la face inférieure du cerveau on voit une dépression transversale au niveau du schiasma des nerfs optiques c'est la *scissure de Sylvius*; sur la face supérieure un sillon profond dirigé transversalement, c'est le *sillon crucial*. On distingue également dans le cerveau plusieurs lobes que nous n'étudierons pas ici.

Conformation intérieure du cerveau. En écartant l'un de l'autre les hémisphères cérébraux par leur face supérieure on découvre la grande commissure désignée sous le nom de *corps calleux*. Si on excise celle-ci dans une certaine étendue, à droite et à gauche de la ligne médiane, on pénètre dans deux cavités symétriquement disposées au centre de chaque hémisphère. Ces cavités portent le nom de *ventricules latéraux ou cérébraux*. Elles sont séparées dans le plan médian par une mince cloison, le *septum lucidum*, attaché au corps calleux par son bord supérieur, implantée par son bord inférieur sur le *trigone cérébral*, sorte d'arcade impaire et médiane sous laquelle existe le trou de Monro, c'est-à-dire l'orifice de communication du ventricule moyen avec les deux ventricules latéraux et ces deux dernières cavités entre elles.

Sur le plancher des ventricules latéraux on remarque, en avant, le *corps strié*, et en arrière la partie interne de l'*hippocampe* ou *corne d'Ammon*.

Structure du Cerveau. Les deux substances nerveuses entre dans la structure du cerveau et toutes deux sont disposés comme dans le cervelet. La substance grise s'étend donc sur toute la surface extérieure du cerveau en se prolongeant dans les plis qui augmentent l'étendue de cette surface, et elle forme ainsi la *couche corticale* des circonvolutions cérébrales.

La substance grise forme encore à l'intérieur des hémisphères quelques *ganglions centraux*.

La substance blanche constitue dans la profondeur des hémisphères, un moyen considérable qui doit à sa forme le nom de *centre ovale*. Cette substance blanche envoie un prolongement dans chaque circonvolution. — La substance grise du cerveau présente cinq ou six couches superposées; la substance blanche est formée par des fibres nerveuses très fines.

Le cerveau reçoit également des vaisseaux sanguins et lymphatiques.

Des nerfs. Les nerfs représentent la partie périphérique de l'appareil de l'innervation. Ce sont des cordons ramifiés dans toutes les parties du corps, ayant leur origine sur l'axe médullaire ou son prolongement encéphalique. Les tubes nerveux qui les constituent se groupent en faisceaux primitifs enveloppés dans une gaîne de tissu conjonctif lamellaire appelé *périnèvre*. Ces faisceaux primitifs se rassemblent pour former des faisceaux secondaires et ceux-ci par leur réunion, constituent le nerf autour duquel le tissu conjonctif se condense et forme le *névrilème*. Sur le trajet de certains nerfs on trouve un renflement grisâtre ou *ganglion*.

Les nerfs se divisent, eu égard à leur destination, en deux groupes principaux: 1° les nerfs *cérébro spinaux* ou *de la vie animale*; 2°, les nerfs *ganglionnaires* ou de la *vie végétative*. Les premiers émanent directement de l'axe encéphalo rachidien et sont formés de fibres à origine supérieure ou à conductibilité *centripète* et de fibres à origine inférieure ou à conductibilité *centrifuge*.

Les nerfs exclusivement formés de la première espèce de fibres, prennent le nom de *nerfs sensitifs*. On les distingue en nerfs de *sensibilité générale* et en nerfs de *sensibilité spéciale*.

Les nerfs qui ne comprennent que des fibres de la deuxième sorte s'appellent *nerfs moteurs*. Ceux qui se composent à la fois de fibres motrices et de fibres de sensibilité générale constituent les *nerfs mixtes*. Quant aux nerfs ganglionaires nous les étudierons dans le chapitre suivant.

La terminaison des nerfs est du domaine de la Physiologie.

Du Grand Sympathique.

Le *grand sympathique* encore appelé *trisplanchnique* à cause de sa position et de sa destination est l'appareil nerveux des organes de la vie végétative.

Cet appareil a pour base deux longs cordons étendus de la tête à la queue sous la colonne vertébrale, à droite et à gauche de la ligne médiane. Chaque cordon présente sur son trajet, de nombreux *ganglions* et doit à leur présence l'aspect d'une véritable chaîne. Ces ganglions sont en nombre égal à celui des vertèbres, excepté dans la région cervicale, en face de laquelle on n'en trouve que deux, l'un en haut l'autre en bas du cou.

A cette chaîne aboutissent des *rameaux afférents* qui la constituent par leur réunion; rameaux fournis par les nerfs du bulbe rachidien et par les branches spinales inférieures moins celles de la région cocygienne. Les rameaux afférents rejoignent le sympathique au niveau de chaque ganglion.

Les nerfs qui s'échappent des ganglions pour se jeter dans les viscères prennent le nom de *rameaux efférents* ou *émergents*.

Les ganglions du grand sympathique présentent une enveloppe de tissu conjonctif qui lance des cloisons très fine à leur intérieur. Les branches efférentes des ganglions ne reflètent pas la teinte blanche des nerfs cérébro spinaux, aussi leur avait-on donné le nom de *nerfs gris*.

La section cervicale de la chaîne ganglionnaire est formée de deux gros ganglions placés; l'un en haut et appelé *ganglion cervical supérieur*, l'autre en bas du cou et appelé *ganglion cervical inférieur*. Ces deux ganglions sont reliés l'un à l'autre par un cordon intermédiaire.

Les nerfs qui portent du grand sympathique se distribue aux organes de la vie végétative.

Appareil des Sens.

Du toucher.

Le *sens du toucher* est préposé à l'appréciation des sensations tactiles et accessoirement de celles qui résultent des variations de température. L'appareil qui le constitue est formé par les radicules périphériques des nerfs de la sensibilité générale dispersés dans la peau. Cette membrane offre certaines régions privilégiées qui jouent un rôle beaucoup plus actif que les autres dans l'exercice de ce sens: ce sont les quatre extrémités et les lèvres.

De la Peau. La peau proprement dite se compose

de deux parties le *derme* et l'*épiderme*.

Le *derme* ou le *chorion* forme presque la totalité de l'épaisseur de la membrane. Sa face externe couverte par l'épiderme est percée de trous qui livrent passage aux poils ou qui versent à la surface de la peau le produit de sécrétion des glandes sudoripares ou sébacées. Cette face externe présente de plus une multitude de petites élevures désignées sous le nom de *papilles*, distinguées en *vasculaires* et *nerveuses*. Le derme est beaucoup plus mince dans les points qui se trouvent protégés par leur position même contre les causes vulnérantes, comme la face interne des membres. Il est constitué par des faisceaux de tissu conjonctif entre lesquels existent quelques fibres musculaires lisses qui déterminent par leur contraction le phénomène appelé *chair de poule*.

Les *glandes sébacées* sont accolées aux follicules pileux. Chaque poil est flanqué de deux glandes sébacées. Les *glandes sudoripares* sont situées plus profondément que les précédentes. Elles se composent d'un tube entortillé dans la couche réticulaire du derme, de façon à former un glomérule toujours elliptique et généralement oblique à la surface de la peau. Dans le derme on rencontre des vaisseaux sanguins, des lymphatiques et des nerfs.

L'*épiderme* est une mince pellicule recouvrant la face superficielle du derme, pellicule privée de nerfs et de vaisseaux, formée de cellules déposées sans cesse sur le chorion, s'aplatissant en lamelles au fur et à mesure qu'elles s'éloignent de celui-ci et se détruisant par les frottements extérieurs.

La couche profonde de l'épiderme appelé encore corps

muqueux de Malpighi se compose de cellules molles à noyaux. La couche superficielle ou couche cornée est constituée par des cellules dures, cornées, aplaties.

Chez les solipèdes et d'autres animaux, l'épiderme est généralement coloré en noir par des corpuscules pigmentaires dont le nombre est d'autant plus grand que les cellules occupent une situation plus profonde.

Des Poils. Les poils sont les filaments qui forment par leur ensemble le revêtement extérieur de la peau des animaux. Chez le cheval on doit distinguer les *crins* des *poils* proprements dits.

Le poil est un filament épidermique dans lequel on distingue une *partie libre* (tige et pointe) et une *partie cachée* (racine). La *racine* est renflée à sa base (bulbe du poil) pour embrasser la *papille* ou le *germe du poil*. Trois couches superposées forment le poil : l'épiderme, la substance corticale et la substance médullaire.

Le *follicule pileux* est un simple refoulement de la peau.

La *papille* ou le *germe du poil* est un petit prolongement conique vasculaire et nerveux qui est coiffé par le bulbe pileux.

Deux glandes sébacées et un faisceau musculaire lisse sont annexés aux follicules pileux.

Le *faisceau musculaire* est situé du côté de l'inclinaison du poil et de son follicule. Il part de la face superficielle du derme et se termine sur le fond du follicule. Par sa contraction le poil est redressé et chassé en partie en dehors.

L'étude du pied sera faite dans le cours d'Extérieur.

Les *appareils du Gout et de l'Odorat* ne comportent

aucune description anatomique spéciale.

Appareil de la Vision.

L'appareil de la vision est préposé à la perception des images rendues visibles par les rayons lumineux. Il est formé d'un organe globuleux, l'*œil*, logé dans la cavité orbitaire, mû par des muscles qui lui font exécuter des mouvements en tous sens et protégé par des voiles membraneux et mobiles désignés sous le nom de *paupières*.

Du globe de l'œil. Le globe de l'œil ou bulbe de l'œil est une coque sphéroïdale dont l'intérieur se trouve rempli de parties liquides ou semi-liquides appelés *milieux de l'œil*. Les parois de cette coque sont formées par une enveloppe continue, limpide et translucide dans sa partie antérieure qui constitue la *cornée transparente*, blanche et opaque dans le reste de son étendue qu'on désigne sous le nom de *sclérotique*. Sur la face interne de la sclérotique s'étend une seconde membrane, la *choroïde* tapissée en dedans par la *rétine*.

De la sclérotique. La sclérotique est une membrane blanche très solide, formant à elle seule les quatre cinquièmes de la coque extérieure de l'œil. Sa face externe reçoit à son fond l'insertion du *nerf optique* qui traverse à ce point cette membrane et la choroïde pour aller former la rétine. Sa face interne est unie à la choroïde.

La sclérotique offre en avant une ouverture ellipsoïde dont le grand diamètre est transversal et dont le bord, taillé en biseau du côté interne, s'unit de la manière la plus intime à la circonférence de la cornée. Cette membrane est entièrement formée par des faisceaux de tissu conjonctif.

De la cornée transparente. La cornée est une membrane

transparente, comme son nom l'indique, formant la partie antérieure de la sclérotique. Sa face externe est convexe, l'interne, concave, forme la paroi externe de la chambre antérieure de l'œil. Sa circonférence est taillée en biseau au dépend de la lame externe.

Trois couches entrent dans la composition de la cornée : une externe, une interne et une moyenne. La couche externe n'est autre chose que l'épithélium conjonctival étendu sur la face antérieure de la cornée. La couche interne est une portion de la membrane de l'humeur aqueuse. La cornée est peu vasculaire. Elle reçoit des nerfs.

De la Choroïde. La choroïde est une mince membrane de couleur foncée étalée à la face interne de la sclérotique dont elle répète la conformation générale. A son fond la membrane choroïdienne offre l'orifice qui livre passage au nerf optique.

On distingue dans la choroïde une *zone postérieure* ou *choroïdienne* et une *zone antérieure* ou *ciliaire*. La zône antérieure comprend le *cercle ciliaire* et le *corps ciliaire*. Celui-ci est une sorte de zône ou d'anneau qui s'étend d'un côté, sur la face interne de la choroïde, de l'autre, sur la face postérieure de l'iris. Il donne naissance à des replis radiés appelés *procès ciliaires*, qui forment autour du cristallin, un large cercle très noir au centre duquel cet organe se trouve enchatonné.

De l'Iris. L'iris forme dans l'intérieur de l'œil, au niveau de l'ouverture antérieure de la sclérotique, en avant du cristallin, un véritable diaphragme percé d'une ouverture centrale elliptique : la *pupille* ; qui se resserre ou se dilate suivant l'intensité plus ou moins prononcée des rayons lumineux et la distance plus ou moins rapprochée des objets sur lesquels se fixe la vue. Ce diaphragme partage l'espace compris entre la cornée, d'une part, la face antérieure du cristallin et l'extrémité interne des procès ciliaires, d'autre part, en deux compartiments ou *chambres* d'inégale grandeur.

L'iris affecte la forme elliptique. Sa face antérieure plane ou très légèrement convexe présente des sillons circulaires très prononcés et des stries rayonnées sensibles seulement vers la grande circonférence de la membrane. Elle est diversement colorée, non seulement suivant les espèces, mais encore suivant les individus. Sa face postérieure est enduite d'une couche de pigment noir désigné sous le nom d'*uvée*. La grande circonférence de l'iris est attachée sur le cercle ciliaire.

L'iris est formée de fibres musculaires lisses, d'une membrane propre et de deux couches épithéliales. Les fibres musculaires sont disposées circulairement ou bien elles sont radiées.

De la Rétine. La rétine, partie essentielle du globe de l'œil, considérée comme l'*expansion terminale du nerf optique*, s'étend sur la face interne de la choroïde. Arrivée sur le corps ciliaire elle se moule exactement sur les plis radiés de sa face postérieure et se prolonge avec eux jusqu'à la circonférence du cristallin où elle semble se confondre avec la membrane d'enveloppe de cette lentille.

Au point où le nerf optique pénètre dans l'œil on trouve, sur la rétine, un petit soulèvement elliptique, c'est la *papille optique*.

La rétine est la plus importante des trois membranes de l'œil; c'est aussi la plus mince et la plus délicate. Elle est constituée par du tissu conjonctif et des éléments nerveux disposés de façon à figurer neuf à dix couches superposées et une couche pigmentaire.

Des milieux de l'œil.

Du cristallin. Le cristallin représente de la manière la plus parfaite une lentille transparente biconvexe, plus plane sur sa face antérieure que sur la postérieure. Cette lentille est enveloppée d'une membrane transparente qu'on désigne sous le nom de *capsule cristalline*. Quant au tissu propre il est disposé en couches concentriques presque fluides à la surface de l'organe et dont la consistance augmente de l'extérieur à l'intérieur. Le cristallin ne possède ni nerfs, ni vaisseaux.

Du corps vitré. Le corps vitré ou humeur vitrée occupe toute l'étendue de la cavité de l'œil qui se trouve située en arrière du cristallin. C'est une sorte de gelée incolore et transparente beaucoup plus fluide que la substance du cristallin, entièrement amorphe.

De l'humeur aqueuse. C'est un liquide qui doit son nom à sa grande fluidité; liquide situé dans la chambre antérieure et la chambre postérieure de l'œil. Il est secrété par une membrane particulière, la *membrane de Descemet* qui tapisse les parois des chambres de l'œil.

Organes accessoires de l'appareil de la vision.

Cavité orbitaire. Située sur le côté de la tête, au point qui répond à l'union du crâne et de la face; complétée en arrière par un cornet fibreux appelé *gaîne oculaire* qui s'attache au pourtour de l'hiatus orbitaire.

Muscles moteurs du globe de l'œil. Ils sont au nombre de sept:

1° *Muscle droit postérieur.* Ce muscle enveloppe complètement la portion extracranienne du nerf optique. Ses fibres prennent leur origine auprès du trou optique et se terminent sur la partie postérieure de la face externe de la sclérotique. Il tire le globe de l'œil au fond de l'orbite.

Muscles droits supérieur, inférieur, interne et externe. Ces muscles sont appliqués sur le précédent. Chacun d'eux représente une bandelette musculeuse, formée de fibres parallèles, attachée par son extrémité antérieure sur la sclérotique au pourtour de la cornée. Ils ont pour usage de porter l'ouverture pupillaire à la rencontre des rayons lumineux.

Muscle grand oblique. Ce muscle part du fond de l'orbite, se dirige en avant contre la paroi interne de la cavité; gagne une forte *bride fibro cartilagineuse*, sorte de poulie de renvoi fixée par ses extrémités sur l'os frontal et s'insinue sous l'extrémité terminale du muscle droit supérieur pour aller s'insérer sur la sclérotique entre ce dernier muscle et le droit externe. Ce muscle fait pivoter le globe de l'œil dans la cavité orbitaire de dehors en dedans et de bas en haut.

Muscle petit oblique. Il prend son origine dans la fossette lacrymale, se porte en dehors et se termine sur la sclérotique, entre le droit externe et le droit inférieur. Antagoniste du grand oblique, il fait pivoter l'œil en sens inverse.

Les différents muscles de l'œil peuvent combiner leur action pour produire des mouvements intermédiaires

Des voiles protecteurs de l'œil.

Paupières. Attachées sur le pourtour de l'orbite par leur contour extérieur, les paupières ont une surface externe convexe formée par la peau et une surface interne concave tapissée par la conjonctive. Chacune d'elle présente un bord libre, légèrement taillé en biseau du côté interne, offrant une série de petits trous, orifices excréteurs des *glandes de Meibomius*, et une rangée de poils dressés qui constituent les *cils*. On distingue encore dans les paupières deux commissures: la *commissure supérieure* ou *angle temporal* de l'œil et la *commissure inférieure* ou *angle nasal*. Le bord libre de la paupière a pour charpente solide un petit arc fibreux qui régularise les contractions de l'orbiculaire et l'empêche de froncer les bords de l'ouverture palpébrale. Ce petit arc tendineux a reçu le nom de *tarse*. La paupière supérieure est pourvue d'un *muscle releveur*, logé dans la gaine oculaire et appliqué sur le muscle droit supérieur. Ce muscle s'infléchit sur le globe de l'œil comme sur une poulie de renvoi.

La peau qui recouvre les paupières est mince, couverte de poils fins, courts et nombreux. Les cils sont plus abondants à la paupière supérieure. Les paupières reçoivent également des vaisseaux et des nerfs.

Corps clignotant. Cet organe que l'on appelle aussi troisième paupière, paupière clignotante, est placée dans le grand angle de l'œil, d'où il s'étend sur le globe pour le débarrasser des corps étrangers qui pourraient s'y attacher. Ce corps clignotant a pour base un fibro cartilage recouvert par un repli de la conjonctive et se continuant, en arrière, par un fort coussinet graisseux. Si l'œil vient à être tiré en arrière, ce coussinet graisseux tend à s'échapper au dehors et pousse devant lui le corps clignotant, cache entièrement la vitre de l'œil et l'essuie dans toute son étendue.

Appareil lacrymal. Cet appareil comprend: 1° une glande sécrétant des larmes; 2° Une série de canaux qui transmettent le superflu de ce liquide à l'orifice externe des cavités nasales.

Glande lacrymale. Cette glande est située entre l'apophyse orbitaire et la partie supérieure du globe de l'œil. Ses canaux excréteurs sont appelés *canaux hygrophtalmiques*. La glande lacrymale secrète des larmes destinées à lubrifier la surface antérieure de l'œil. Ce liquide aborde à l'organe par l'angle temporal et se porte entre les paupières et le globe, vers l'angle nasal.

Caroncule lacrymale. Petit corps arrondi ; légèrement rugueux, situé dans l'angle nasal de l'œil.

Sac lacrymal. Ce petit réservoir logé dans l'infundibulum qui précède le trou lacrymal de l'os de ce nom, reçoit les larmes des deux conduits lacrymaux et les réunit pour les faire passer ensuite dans le canal lacrymal.

Canal lacrymal. Il s'étend du sac lacrymal jusqu'à l'orifice inférieur de la narine où il se termine par un orifice appelé *égout nasal*.

Appareil de l'Audition.

Le sens de l'ouïe, destiné à la perception des sons produits par la vibration des corps a son siège dans un système de cavités formant l'*oreille interne*, cavités creusées dans l'épaisseur du rocher et mises en relation avec l'extérieur par deux autres systèmes de diverticules constituant l'*oreille moyenne* et l'*oreille externe*.

Oreille interne ou labyrinthe. Les cavités creusées dans la portion pétrée du temporal, qui forment par leur ensemble le labyrinthe osseux, contiennent des parties molles désignées sous le nom de *labyrinthe membraneux*.

On y trouve aussi des liquides.

Du labyrinthe osseux. Il se compose de trois parties : le *vestibule*, les *canaux demi-circulaires* et le *limaçon*.

Vestibule. Cavité presqu'ovalaire située au centre du rocher. Sur sa paroi externe se remarque la *fenêtre ovale*, ouverture bouchée par l'étrier. En bas et en avant on observe un large orifice, origine de la rampe inférieure du limaçon. En haut se trouvent percés cinq petits orifices, embouchures des canaux demi-circulaires.

Canaux demi circulaires. Au nombre de trois placés au dessus du vestibule. On les distingue en supérieur ou antérieur, postérieur ou externe. Ils communiquent avec le vestibule.

Limaçon. C'est une cavité spiroïde, conique, enroulée autour d'un axe central dont l'extrémité vient répondre au centre à peu près de la paroi interne du tympan. Une *lame spirale* partage la cavité en deux sections ou *rampes* distinctes, l'une supérieure ou *tympanique* formée par la fenêtre ronde, l'autre inférieure ou *vestibulaire*, qui communique avec le vestibule.

Du labyrinthe membraneux. Il comprend trois parties correspondant aux trois systèmes de cavités du labyrinthe osseux : 1° le vestibule ; 2° les tubes demi circulaires ; 3° le limaçon.

La lame spirale du limaçon osseux est complétée, dans le limaçon membraneux, par deux feuillets membraneux qui limitent entre eux une 3e rampe appelée *rampe auditive* dans laquelle est logé l'*organe de Corti*.

Liquides du labyrinthe. L'un est renfermé dans le labyrinthe membraneux c'est l'*endolymphe* ; l'autre, dans le labyrinthe osseux c'est la *périlymphe*.

Oreille moyenne ou caisse du tympan. Creusée dans l'épaisseur de la portion tuberculeuse du temporal. Sa face externe est principalement constituée par la membrane du tympan; l'interne présente deux ouvertures, la fenêtre ovale, qui la fait communiquer avec le vestibule osseux et la fenêtre ronde, séparée de la précédente par une petite éminence qui porte le nom de *promontoire*, répondant à la rampe tympanique du limaçon.

Membrane du tympan. Située sur la paroi externe de l'oreille moyenne qu'elle sépare du fond du conduit auditif, cette membrane présente la forme ovalaire. Elle est mince et susceptible de vibrer. Sa face interne est légèrement convexe et adhérente au manche du marteau.

Chaîne des osselets de l'oreille moyenne. Cette chaîne osseuse se compose de quatre pièces articulées

Marteau. Composé d'un manche qui répond à la face interne de la membrane tympanique et d'une tête qui s'articule avec l'enclume.

Enclume. Elle présente un corps et deux branches. La branche inférieure s'unit, par son extrémité avec le lenticulaire qui répond au suivant.

Etrier. Remarquable par sa forme qui rappelle celle d'un étrier. Son sommet répond au lenticulaire. Sa base engagée dans la fenêtre ovale représente une petite plaque de même forme que cette ouverture.

Membrane muqueuse de la caisse du tympan. Cette membrane très fine et très vasculaire, tapisse toutes les infractuosités de l'oreille moyenne.

Trompe d'Eustache. La trompe d'Eustache est un étui cartilagineux qui met en communication la cavité de l'oreille moyenne avec le pharynx. La muqueuse qui tapisse la trompe d'Eustache est continue, en avant, avec celle de l'arrière bouche; en arrière et en haut, elle se prolonge dans la cavité tympanique qu'elle tapisse. En bas, elle se dilate et forme la poche gutturale.

Au nombre de deux, une de chaque côté, les poches gutturales sont adossées l'une à l'autre dans le plan médian et descendent jusqu'au niveau du larynx où elles se terminent en cul-de-sac constituant leur fond. La capacité moyenne de chacune d'elle est d'environ quatre décilitres.

Oreille externe. Elle a été décrite en Myologie.

Appareil de la Génération.

Dans le règne animal l'appareil de la génération se compose de deux ordres d'organes correspondant à chacun des sexes. Les organes génitaux ou sexuels du mâle et ceux de la femelle ont beaucoup d'analogie quant au plan d'après lequel ils sont constitués, mais leurs dispositions diffèrent et répondent à la part que chacun des deux sexes prend dans l'acte de la reproduction.

La femelle fournit un germe, *l'ovule*, et le mâle une liqueur fécondante, le *sperme*, qui anime le germe et le rend apte à se développer.

Organes génitaux du mâle.

Ils comprennent : les *testicules*, les *canaux déférents* et le *pénis* auxquels sont annexées trois glandes accessoires : la *prostate* et les *glandes de Cowper*.

Testicules. Les testicules sont deux glandes suspendues de chaque côté de la verge dans le pli de l'aine où elles occupent une poche séreuse particulière, la *gaine vaginale*.

Gaine ou tunique vaginale. La gaine ou tunique vaginale n'est, chez nos animaux domestiques, qu'un diverticule de la cavité abdominale dont la membrane séreuse, le péritoine, a fait hernie dans le trajet inguinal, en passant par l'*anneau inguinal supérieur* et s'est prolongée au-dessous de l'anneau inférieur de manière à former un sac séreux, enveloppé de parois membraneuses.

L'extrémité inférieure de la gaine vaginale loge le testicule avec l'épididyme. Sa partie moyenne contient le *cordon testiculaire*. Ici, comme dans la cavité abdominale, le péritoine se divise en deux feuillets, l'un *pariétal* et l'autre *viscéral*. Celui-ci recouvre le testicule et le cordon testiculaire. Le premier tapisse la plus interne des membranes enveloppantes qui servent de parois à la gaine vaginale. Ces deux feuillets sont mis en continuité par un frein séreux analogue au mésentère qui soutient le colon flottant, et formé comme lui de deux lames adossées. Ce frein est attaché par son bord postérieur à la paroi postérieure de la gaine et s'insère par son bord antérieur, en arrière du cordon testiculaire.

Les couches stratifiées qui forment les parois extérieures de la gaine vaginale, se trouvent au nombre de quatre. Ce sont, en les comptant de dedans en dehors : 1° la *tunique fibreuse*, 2° le *muscle crémaster*, 3° le *dartos*, 4° le *scrotum*.

La *tunique fibreuse* s'étend sur toute la surface externe du feuillet séreux pariétal. Sa face externe est en rapport avec le crémaster et le dartos.

Le *crémaster* ou *tunique érythroïde* s'attache, en haut, à la surface interne de l'aponévrose lomboiliaque, descend dans le trajet inguinal pour s'insérer à la surface externe de la tunique fibreuse. Par sa face externe, cette enveloppe répond à la paroi postérieure du canal inguinal et au dartos.

C'est la contraction du crémaster qui détermine les mouvements d'ascension brusque du testicule.

Le tissu qui forme *le dartos* est contractile ; il est constitué par un mélange de fibres élastiques & de fibres musculaires lisses. Le dartos forme une poche au-dessous de l'anneau inguinal. Les deux poches dartoïques sont parfaitement indépendantes l'une de l'autre, elles s'adossent seulement sur la ligne médiane.

Le dartos répond en dedans aux tuniques fibreuse et érythroïde. Extérieurement il est recouvert par le scrotum. C'est le dartos qui détermine les mouvements vermiculaires dont les bourses sont le siège.

Le *Scrotum* est tout simplement la portion de peau qui recouvre la région testiculaire. Elle constitue une poche unique enveloppant les deux testicules à la fois. La peau du scrotum est mince, recouverte d'un duvet très court et très fin; sa surface est douce au toucher.

Des Testicules. Chaque testicule représente un ovoïde comprimé d'un côté à l'autre logé dans le cul-de-sac de la gaine vaginale et suspendu à l'extrémité du cordon testiculaire. Il entre dans la structure de cette glande: 1° une *enveloppe fibreuse*, 2° un *tissu propre*; 3° des *vaisseaux* et des *nerfs*.

Membrane fibreuse ou tunique albuginée. Enveloppe le testicule et envoie dans la substance propre de la glande de minces cloisons. Sa face externe est tapissée par le feuillet viscéral de la gaine vaginale.

Vers le bord supérieur du testicule et en avant, la tunique albuginée présente un épaississement peu marqué appelé *corps d'Highmore*.

Tissu propre. Pulpe jaune grisâtre renfermée dans les lolubes formés par la tunique albuginée. Chaque lobule résulte du pelotonnement de deux ou trois tubes filiformes appelés *canalicules séminifères*, terminés en cul-de-sac à l'une de leurs extrémités. A leur sortie du lobule, les canalicules séminifères se continuent dans l'épididyme par les *canaux afférents*.

Les canalicules séminifères sont formés d'une membrane

conjonctive doublée en dedans d'un épithélium dont les cellules donnent naissance aux *spermatozoïdes*.

Le testicule reçoit des vaisseaux, des lymphatiques et des nerfs.

Développement. Chez le fœtus très jeune, le testicule flotte dans la cavité abdominale, suspendu à la région sous-lombaire par un large repli péritonéal. Le travail de la descente du testicule commence à s'opérer avant la naissance dans toutes les espèces. Dans l'espèce bovine, il est même achevé dès les premiers mois de la vie intra-utérine. Mais chez les solipèdes le testicule reste le plus souvent engagé dans le canal inguinal jusqu'à l'âge de cinq à dix mois.

Les testicules secrètent le *sperme*, liquide blanchâtre, visqueux, renfermant les spermatozoïdes, éléments sexuels mâles.

De l'épididyme et du canal déférent. L'épididyme est un corps allongé d'avant en arrière, appliqué contre le bord supérieur du testicule. Ses extrémités sont renflées.

L'antérieure porte le nom de *tête de l'épididyme*; la postérieure celui de *queue de l'épididyme*. L'épididyme est constitué par un long conduit replié un très grand nombre de fois sur lui-même, qui résulte de la réunion de douze à vingt *canaux afférents*. — L'épididyme reçoit des vaisseaux et des nerfs.

Canal déférent. Le canal déférent, de la grosseur d'une plume à écrire, est d'abord flexueux puis rectiligne. Il pénètre dans la cavité abdominale et gagne l'entrée du bassin, se place au-dessus de la vessie, se renfle alors tout-à-coup et se prolonge ainsi jusqu'au col de ce réservoir, où il se termine, après avoir pénétré sous la glande prostate, par un rétrécissement subit, à l'origine duquel vient s'ouvrir en dehors la *vésicule séminale*. Il se continue alors par les *canaux éjaculateurs*.

Le canal déférent est tapissé à l'intérieur par une membrane muqueuse très-fine, à épithélium cylindrique, à laquelle s'ajoutent en dehors une couche contractile et une tunique fibreuse.

Des vésicules séminales et des canaux éjaculateurs. Les vésicules séminales sont deux poches ovoïdes dont le volume varie avec l'état de plénitude, poches placées dans la cavité pelvienne, au-dessus de la vessie et du canal déférent. L'extrémité antérieure forme un cul-de-sac arrondi. L'extrémité postérieure s'effile en un col ou goulot étroit qui s'insinue sous la prostate et s'abouche, à angle très aigu, avec l'extrémité terminale du conduit déférent, pour constituer le canal éjaculateur. Les parois de cette poche comprennent dans leur structure trois membranes : une interne, muqueuse ; une moyenne, musculeuse ; et une externe fibreuse.

Le *canal éjaculateur* est un conduit très court qui succède au goulot de la vésicule séminale, après que celle-ci s'est abouchée avec le canal déférent. Les deux canaux éjaculateurs vont s'ouvrir dans l'urèthre après un trajet de 1 à 2 centimètres.

Du canal de l'urèthre. Le canal de l'urèthre est un conduit impair à parois membraneuses et érectiles, commençant au col de la vessie et se terminant à l'extrémité de la verge.

Ce canal marche d'abord horizontalement en arrière, contourne l'arcade ischiale, sort du bassin, se place entre les deux racines du corps caverneux et se termine à la tête du pénis en formant un petit prolongement désigné par le nom de tube uréthral.

Très rétréci à son origine, ce canal s'agrandit presque subitement au niveau de la prostate et sa dilatation s'étend jusqu'à sa courbure ischiale où elle s'éteint peu à peu. On remarque cependant en arrière du tube uréthral une petite dilatation ovoïde dite *fosse naviculaire*.

La paroi supérieure du canal de l'urèthre présente les orifices d'excrétion de la prostate.

Le canal de l'urèthre comprend dans son organisation : 1° une *membrane muqueuse* ; 2° une *enveloppe érectile* ; 3° des *muscles* ; 4° des *vaisseaux* et des *nerfs*.

Membrane muqueuse. C'est une membrane assez délicate se continuant, en arrière, avec celle de la vessie et, en avant, avec le tégument qui enveloppe la *tête du pénis*.

Enveloppe érectile. Elle commence un peu au-dessus du contour ischial par une portion très épaisse & renflée à laquelle on donne le nom de *bulbe de l'urèthre*. En avant elle se termine par un autre renflement extrêmement développé, dans lequel se plonge l'extrémité antérieure du corps caverneux, et constituant la tête de la verge.

Muscles. En arrière de la prostate la membrane muqueuse du canal de l'urèthre est doublée à l'extérieur d'une couche charnue disposée circulairement et formant un *sphincter*. Une autre enveloppe musculeuse constituant le *bulbo caverneux* ou l'*accélérateur* recouvre le tissu érectile de l'urèthre qu'il accompagne jusqu'auprès de la tête du pénis, où ce muscle se perd insensiblement. Le *sphincter uréthral* s'oppose à la sortie de l'urine de la vessie et empêche le sperme d'entrer dans ce réservoir lorsqu'il est chassé des vésicules séminales dans le canal de l'urèthre.

Le *bulbo caverneux* est l'agent essentiel de la projection du sperme.

Dans la région périnéale le canal de l'urèthre est recouvert par deux lames fibreuses superposées: l'aponévrose superficielle et l'aponévrose profonde du périnée.

Glandes annexes du canal de l'urèthre.

Prostate. Cette glande se trouve située tout-à-fait à l'origine du canal de l'urèthre, appliquée en travers du col de la vessie. Elle est divisée par un étranglement moyen en deux lobes latéraux volumineux. Cette glande secrète un liquide visqueux versé à l'intérieur du canal de l'urèthre par deux rangées d'orifices.

Glandes de Cowper. Ce sont deux corps globuleux situés sur les côtés du canal de l'urèthre dans la région périnéale. Le liquide qu'elles secrètent est versé dans le canal de l'urèthre par plusieurs orifices disposés sur deux rangées.

Du Corps caverneux. Le corps caverneux est une tige érectile qui forme la base du pénis et supporte le canal de l'urèthre. Son extrémité postérieure est bifurquée. Les deux branches de cette bifurcation constituent les *racines du pénis* sont fixées sur l'arcade ischiale. L'extrémité antérieure du corps caverneux forme une pointe mousse entourée par le tissu spongieux de la tête de la verge.

L'organe érectile représenté par le corps caverneux est formé extérieurement d'une enveloppe fibreuse, élastique, laissant échapper de sa face interne un certain nombre de trabécules lamelleuses. Ces prolongements lamelleux soutiennent d'autres lamelles élastiques et contractiles qui limitent des aréoles dans lesquelles sont logés les capillaires sanguins.

Du pénis ou de la verge. Le pénis ou la verge, organe de copulation du mâle, résulte de l'accolement du corps caverneux et de la portion spongieuse du canal de l'urèthre. La portion de la verge comprise entre l'arcade ischiale et les bourses prend le nom de *portion fixe*; le reste de l'organe, c'est-à-dire la moitié antérieure, s'appelle au contraire *partie libre de la verge*.

La portion libre, logée dans le fourreau pendant l'état d'inactivité de l'organe, sort de ce repli quand la verge s'allonge & se gonfle au moment de l'érection. On la voit alors couverte d'une membrane tégumentaire lisse, onctueuse, très papillaire, de couleur variable mais le plus souvent noirâtre ou marbrée. Son extrémité ou la tête de la verge ou le *gland* constitue un renflement circulaire, échancré en bas, qui a la forme d'une pomme d'arrosoir.

Le derme qui recouvre la tête de la verge est riche en nerfs.

Quand cesse le phénomène de l'érection, la verge est ramenée à sa position de repos par deux *cordons suspenseurs et rétracteurs*, qui partent de la face inférieure du sacrum pour aller se perdre dans le tissu du muscle bulbo caverneux auprès de l'extrémité libre du pénis.

Fourreau. Le fourreau est une cavité formée par un repli de la peau abdominale, cavité qui loge l'extrémité libre de la verge et qui s'efface entièrement au moment de l'érection. Le tégument interne du fourreau renferme dans son épaisseur ou sous sa face adhérente un nombre considérable de glandes sébacées dites préputiales, qui secrètent une matière grasse, onctueuse, répandue comme un enduit à la surface libre de la membrane.

Chez les ruminants, les testicules sont très volumineux,

ovoïdes et allongés verticalement. Le scrotum est toujours d'une teinte pâle. Les glandes de Cowper font défaut.

Dans le taureau, la verge est longue, mince, très prolongée sous le ventre. Elle décrit au devant du pubis deux courbures successives figurant l'S pénienne, la première à convexité antérieure; la seconde à convexité postérieure. La verge au moment de l'érection s'allonge par l'effacement des courbures de l'S pénienne.

Organes génitaux de la femelle.

Ces organes rappellent ceux du mâle par leur disposition générale. Ils comprennent : 1° les ovaires; 2° la *trompe utérine*; 3° *l'utérus*; 4° le *vagin*.

Des Ovaires. Les ovaires, organes essentiels de la génération chez la femelle, sont deux corps ovoïdes plus petits que les testicules, mais de même forme, situés dans la cavité abdominale et suspendus à la région sous-lombaire un peu en arrière des reins. Ils présentent sur le milieu de leur plan supérieur une scissure profonde qui donne attache au *pavillon* de la trompe.

L'organisation des ovaires comprend : une tunique albuginée, un *tissu propre* et les *vésicules de de Graaf* noyées dans ce tissu.

Tunique albuginée. Coque fibreuse très résistante qui envoie des prolongements lamelleux dans la substance de l'ovaire. La tunique albuginée est recouverte par une membrane appelée *épithélium germinal*.

Tissu propre. Le tissu propre ou le stroma de l'ovaire, plus consistant que celui du testicule, est dur et crie sous l'instrument tranchant; il s'offre aux yeux avec une teinte grisâtre plus ou moins marbrée. Il se divise en deux couches assez distinctes par leur aspect et par leur structure. La *couche médullaire* est un peu rougeâtre et spongieuse. La *couche corticale* est peu vasculaire, elle renferme dans son épaisseur les *vésicules* ou *follicules de de Graaf*, et a reçu pour cela le nom de *couche ovigène*. Ces vésicules descendent vers la couche profonde au fur et à mesure qu'elles augmentent de volume. Quand elles sont au terme de leur croissance, elles sont remplies d'un liquide citrin transparent, la couche ovigène ne suffit plus pour les contenir, alors elles forment une saillie plus ou moins considérable à la surface de l'ovaire. A un certain moment, elles se rupturent et mettent en liberté *l'ovule*, ou élément sexuel femelle, qu'elles contiennent. Après cette expulsion, il reste à la surface de l'ovaire une cicatrice qui a reçu le nom de *corps jaune*.

Des trompes *utérines, trompes de Fallope ou oviductes*.

La trompe utérines est un petit canal flexueux qui commence sur l'ovaire par une extrémité libre, évasée, formant le *pavillon de la trompe* ou *morceau frangé*. Ce pavillon, fixé au côté externe de l'ovaire, offre une circonférence fort irrégulière, découpée en plusieurs prolongements lancéolés, qui flottent librement dans l'abdomen. Il y a donc discontinuité en la glande et son canal excréteur.

L'oviducte comprend dans son organisation une membrane externe, séreuse, une moyenne, musculeuse et une interne, muqueuse.

De l'Utérus ou de la matrice. L'utérus est un sac membraneux dans lequel arrive et se développe l'ovule. Il est situé dans la cavité abdominale à la région sous lombaire, à l'entrée de la cavité pelvienne, où son extrémité postérieure se trouve engagée.

Dans sa moitié postérieure, la matrice présente un réservoir simple appelé *corps de l'utérus*; dans sa moitié antérieure, il est bifide et divisé en *deux cornes* recourbées en haut. Le corps répond, par sa face supérieure, au rectum; il reçoit l'insertion des ligaments larges. Son extrémité postérieure est séparée du vagin par un rétrécissement qui prend le nom de *col de l'utérus*. Les cornes offrent une courbure inférieure, convexe; une courbure supérieure, concave, sur laquelle s'attachent les ligaments suspenseurs.

Moyens de fixité. Deux *ligaments larges* ou ligaments suspenseurs de l'utérus qui partent de la paroi sous-lombaire pour se fixer sur l'utérus et les cornes.

L'utérus se trouve encore fixé par sa continuité avec le vagin.

La surface intérieure de l'utérus offre des replis muqueux qui disparaissent pendant la gestation.

La cavité de l'utérus présente trois compartiments: la *cavité du corps* et les *cavités des cornes*. Celles-ci sont percées à leur fond par l'orifice utérin de la *trompe de Fallope*. Le canal utérin se prolonge au fond du vagin où il forme une saillie appelée *fleur épanouie*.

Les parois de la matrice sont formées de trois membranes: une externe, séreuse; une moyenne, charnue; une interne, muqueuse; avec des vaisseaux et des nerfs. La couche charnue s'accroît au moment de la gestation pour permettre la dilatation de l'utérus sans trop amincir les parois de ce réservoir. La membrane muqueuse est recouverte par un *épithélium vibratile* dans la plus grande partie de son étendue. — L'utérus prend plus d'ampleur chez les bêtes qui ont mis bas plusieurs fois. —

Du vagin. Le vagin est un canal membraneux

à minces parois faisant suite à l'utérus et se terminant, en arrière, par l'ouverture extérieure désignée sous le nom de vulve. Situé dans la cavité, le vagin est en rapport, en haut, avec le rectum, en bas avec la vessie.

La surface intérieure du vagin, toujours lubrifiée par un mucus abondant, est plissée longitudinalement. On y remarque en avant, au fond du canal, la saillie formée par le col utérin, c'est-à-dire, le *museau de tanche* ou la *fleur épanouie*. En arrière, cette surface se continue avec celle de la vulve.

Le vagin est formé de deux membranes : une interne, muqueuse et une externe, musculaire. On y rencontre également des vaisseaux et des nerfs.

De la vulve. Orifice extérieur du vagin, la vulve se trouve située dans la région périnéale, immédiatement au dessous de l'anus.

Ouverture extérieure de la vulve. C'est une fente allongée verticalement, présentant deux lèvres et deux *commissures*. Les lèvres sont recouvertes en dedans par la muqueuse. La Commissure supérieure est très aigue et répond à l'anus. La Commissure inférieure est obtuse et arrondie; elle loge le *clitoris*, organe érectile fixé sur l'arcade ischiale par deux racines et qui vient faire saillie dans la Cavité valvulaire.

Du Méat urinaire et de sa valvule. Le canal de l'urèthre chez la femelle est excessivement court. Après un trajet de quelques centimètres dans l'épaisseur de la paroi inférieure du vagin, il s'ouvre à l'intérieur de la Cavité valvulaire par un orifice couvert d'une large valvule muqueuse dont le libre est tourné en arrière. Une membrane appelée *hymen*, sépare de la manière la plus nette, quand elle existe, la cavité vulvaire de la Cavité *vaginale*.

La vulve offre à étudier dans sa structure : 1° la membrane muqueuse ; 2° le bulbe vaginal ; 3° des muscles ; 4° des ligaments ; 5° la peau extérieure.

Muqueuse. Continue avec celle du vagin et de la vessie, cette membrane offre ordinairement une couleur rosée. Elle possède dans son épaisseur une grande quantité de follicules muqueuses et de glandes sébacées.

Bulbe vaginal. Organe érectile formé de deux branches qui se portent sur les côtés de la vulve.

Muscles. Au nombre de deux : le constricteur postérieur de la vulve et le constricteur antérieur de la vulve. Ils se contractent pendant la copulation.

Peau. Elle est fine, noire, dépourvue de poils, lisse, onctueuse et fortement adhérente aux parties sousjacentes.

Des Mamelles. Les mamelles sont des organes glanduleux chargés de secréter le fluide qui doit nourrir le petit sujet dans les premiers mois qui suivent sa naissance. Ces organes, rudimentaires dans la jeunesse, entrent en pleine activité après la mise bas.

Elles sont au nombre de deux, accolées l'une à l'autre et placées dans la région inguinale où elles occupent la place des bourses chez le mâle. Elles présentent chacune un prolongement dit *trayon*, *mamelon* ou *tétine* ; prolongement percé à son extrémité libre de deux orifices d'où s'échappe le lait. La peau qui les recouvre est mince, noirâtre, couverte d'un duvet court et fin, grasse et onctueuse.

Étudiées dans leur structure, les glandes mammaires offrent à considérer :

1° Une *enveloppe fibreuse* qui envoie dans l'épaisseur de la glande un certain nombre de cloisons interposées entre les principaux lobules ; 2° un *tissu glandulaire* qui se décompose en *grains* ou *acinis* rassemblés en grappes sur les *canaux lactifères*. Ceux-ci se jettent les uns dans les autres et finissent par constituer un certain nombre de canaux principaux qui s'ouvrent dans les *sinus galactophores*.

Placés à la base du mamelon, les *sinus* ou *réservoirs galactophores* sont généralement au nombre de deux principaux, quelquefois trois et même quatre, communiquant ensemble, presque toujours, & prolongés dans le mamelon par un nombre égal de canaux excréteurs définitifs.

Les mamelles subissent des modifications remarquables à l'âge de la puberté et à l'époque de la gestation.

Ruminants. Chez la vache, la courbure concave des cornes de l'utérus regarde en bas, tandis que cette même courbure est tournée en haut dans l'utérus de la jument.

La cavité de la matrice chez la vache se montre parsemée de tubercules arrondis, désignés sous le nom de *cotylédons*.

La vulve a des lèvres épaisses. Sa commissure inférieure est aigüe et munie d'un bouquet de poils.

Chez la vache, chaque masse mammaire latérale se compose de deux glandes bien distinctes ayant chacune leur trayon. Cette femelle possède donc réellement quatre mamelles et quatre tétines.

Chez la truie, les mamelles sont au nombre de dix, disposées sur deux rangées latérales, étendues depuis le pli de l'aine jusque sous la poitrine. Elle n'offre plus de réservoirs galactophores.

Bibliographie.

Chauveau & Arloing. Traité d'anatomie comparée des animaux domestiques

Arloing. Cours d'anatomie générale

Railliet. Eléments de zoologie

Sanson. Traité de zootechnie.

Mathias Duval. Cours de Physiologie.

Gembloux, 15 Octobre 1896.

www.ingramcontent.com/pod-product-compliance
Ingram Content Group UK Ltd.
Pitfield, Milton Keynes, MK11 3LW, UK
UKHW022101260726
13993UKWH00001B/252

9 782329 313146